KB268024

9988하게 사는 법

9988하게 사는 법

초판 1쇄 인쇄 2010년 08월 10일

초판 1쇄 발행 2010년 09월 09일

지은이 | 류성렬

펴낸이 | 손형국

펴낸곳 | (주)에세이퍼블리싱

출판등록 | 2004. 12. 1(제315-2008-022호)

주소 | 157-857 서울특별시 강서구 방화3동 316-3 한국계량계측회관 102호

홈페이지 | www.book.co.kr

전화번호 | (02)3159-9638~40

팩스 | (02)3159-9637

ISBN 978-89-6023-336-2 03810

암 전문의사 류성렬 박사가 들려주는 건강비법의 허와 실

9988하게 사는 법

99세까지 팔팔하게 | 에세이 작가총서 282 | 글 류성렬

ESSAY

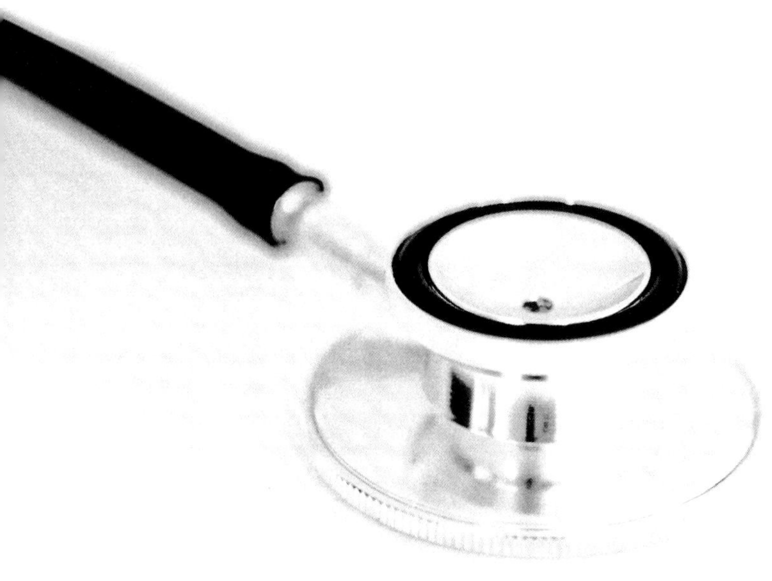

상중상 인생

나는 평생을 살아오면서 항상 나 자신이 과대평가되어 왔다고 생각하고 있다. 나의 만족도로 본 내 인생의 가격은 상중상(上中上)으로 생각하는데, 남으로부터의 객관적인 평가는 상상상(上上上)이었으니 고맙기도 하고 쑥스럽기도 하다.

우선 고등학교에서부터 시작하자. 부산 중고등학교를 다녔으니 일단 상이다. 그런데 우등생은 못 되었으니 중이다. 부산 의대를 들어갔으니, 의과대학이라면 상일지 모르나 서울 의대가 아니니 중이다.

학창 시절을 마감하면서 뒤돌아볼 때 그런 대로 할 만큼 했다고 생각되니 상중상으로 나는 매김한다. 의대에서의 성적은 상은 아니었지만, 음악, 문학, 여행, 여가 활동은 하고 싶은 대로 했으니 상중에다 상을 붙인다.

서울로 와서 인턴을 하고 서울대학교 병원에서 방사선과 수련의 생활을 했다. 서울대 대학원에서 석, 박사 학위도 했다. 상이다. 교수님들이 잘 돌보아주신 덕에 좋은 방사선과 전문의가 되었다. 해군 군의관으로

소령까지 한 것도 나의 복으로 역시 상으로 매김할 것이다.

결혼을 했으니 상이다. 하지만 평생 빠듯한 봉급생활로 마누라를 기쁘게 해주지 못했으니 중이다. 그러나 평생을 탈 없이 아이들과 함께, 즐거워하면서 보냈으니 상중상이다.

어릴 때부터 의사가 되고 싶었고, 의사가 되면 암 전문의가 되겠다는 꿈을 가지고 있었으며 그대로 되었으니 상이다. 연구논문이 100편이 넘고, 내가 주도 집필한 논문(correspondence)도 40편 가까이 되니 나의 능력으로는 상이다. 더 이름난 의사나 과학자는 못 되었으니 중이다. 회원이나 임원을 한 학회(학술단체 모임)를 다 들자면 많지만, 그 중 네 개의 학회장을 했고, 세 개는 창립하는 데 역할을 했다.

취미 생활은 해보고 싶은 것 많이 해보았으니 상이다. 실버보이스는 일생의 축복이라 생각한다. 사진에서부터 DVD 영화까지, 컴퓨터를 조작할 수 있어서 상이다. 그러나 실제 실력은 고만한 정도이니 중이다. 소장하는 영화 1,000편, LP 음반 700장, CD 음반 500장이니 중이라 해도 될 것 같다. 등산은 늦게 시작했지만 누구 못지않게 좋아하게 되었으니 상이다. 그러나 백두대간도 몇 구간 못 해보고, 먼 산은 설악, 한라, 지리뿐이니 중이다.

전문의 35년, 원자력병원 28년, 암환자 진료를 큰 사고 없이 수행했으니 상이다. 욕심을 더 내는 것은 상중상 인생의 능력을 상회하므로 과욕이라 할 수 있다. 나는 그에 미치지 못하는데, 주위에서 좋게 평가해주었으니 상중상이다.

정년을 다하기도 전에 또 더 일하라고 불러주는 곳이 있어 앞으로도 상중상의 인생이 계속 되길 기대해 본다. 한 인생을 돌아보는, 평생에 한

권의 책을 남기는 꿈을 이루어서 상이다.

9988은 모두의 바람이기도 하지만 또한 가능태이기도 하다. 건강과 의학에 대한 평소의 철학에 노자(老子)의 가르침을 배경으로 할 수 있음을 깨달은 것은 상이다. 아직 고전의 위대함과 심오함을 조금밖에 몰라 중이다. 비움(虛)과 무위(無位). 자신을 낮춤. 아직 깊지는 않은 노자학이지만, 그 가르침을 이 신비 속의 인체를 건강하게 영위하는 방식의 주제로 삼게 되어 상이다.

상중상 인생을 살도록 영향을 주신 사회에서 만난 많은 분들과 친구들과 가족에게 감사할 수 있어서 상 중에서도 상이다.

2010년 6월

비우당(庇雨堂) 마루에서

청암(晴巖) 류성렬(柳星烈)

| 차 례 |

제 6장 사람과 삶

제1장

건강의 기본

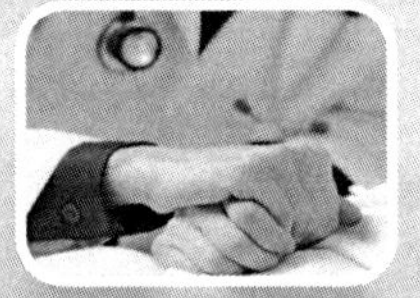
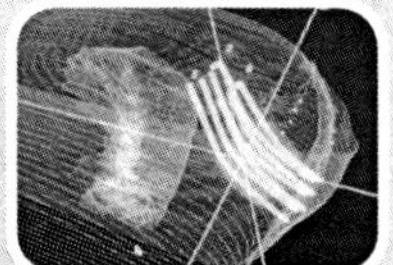
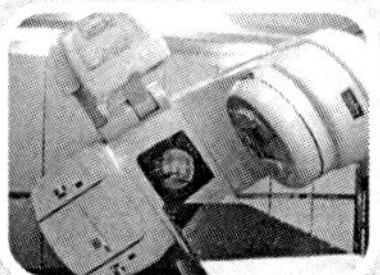

암 전문의사 류성렬 박사가 들려주는 건강비법의 허와 실

9988하게 사는 법

친구여, 친구여

有朋이 自遠方來면 不亦樂乎아.

친구가 찾아올 때가 되었다고 국화주 담아 놓고 달뜨기만 기다리고 있을 때 마침 친구가 스스로 찾아온다면, 나누어 수작하는 그 술맛은 어디에도 비길 데 없을 것이다. 그러나 달빛이 아니라 눈이 획획 돌아가도록 혼돈스러운 요즈음 현실에 먼 길을 걸어서 찾아올 친구도 없지만, 전화를 걸어서라도 한 잔 하자고 소식 전해 오는 친구가 그래도 첨단시대에 걸맞는 자원방래(自遠方來)가 아닐까 한다. 그것도 100킬로로 질주하는 차 속에서 위성통신 휴대폰으로 말이다.

아무튼 사무실에 앉아 있을 때 걸려오는 유붕(有朋)의 목소리는 대개 멋쩍어하면서도 어쩔 수 없다는 듯 내 직원 모친이, 잘 아는 선배가, 또는 우리 집안 누군가가 어디가 아픈데 어떠어떠하게 해줄 수 없겠냐는 것이다. 내가 필요할 때 내가 할 수 있는 것을 부탁해 오는 친구의 전화는 "술 한 잔 어때?"가 아니어도 좋고, 국화주 담가 놓고 달뜨는 분위기가 아니어도 좋다. 그냥 그것으로 반가운 불역낙호(不亦樂乎)가 아니겠는가. 하지만 워낙 무뚝뚝한 언변이라 나의 답변이 미안한 듯 전화한 마음들을 후회스럽게 해주지 않았는지 모르겠으나, 그래도 성심껏 도움이 될 수 있도록 애는 썼던 것 같다.

일전에 친구 L이 모처럼 전화를 걸어 왔다.

『나 갑자기 항문이 아픈데……』

『자네 치질 없나?』

『없어.』

『최근에 술 많이 안 먹었나?』

『최근에는 술을 많이 줄여 하루 한 번밖에 안 먹는다.』

『아무래도 술 때문에 치질이 갑자기 생기는 수도 있으니 사우나에 가서 항문에 뜨거운 찜질을 하면 좋아질 거다. 해보고 안 되면 오너라. 와서 외과 진찰하도록 해줄게.』

이 친구는 치질도 없고 항문뿐 아니라 그 주변 부위를 아파본 적이 없었던 터라 갑자기 아픈 게 무척 속으로 겁났던 모양이다. 우리 병원이 그 전문 병원이므로.

며칠 뒤 그와 전화 통화를 하게 되었다.

『왜, 그것 어떻게 되었나. 다 나았나?』

『응, 자네 말대로 사우나에 가서 찜질했더니 더 아파서 혼났다.』

아이쿠, 오진했나!

『그래서?』

『그래, 자꾸 아파서 급하길래 가까운 J 병원 응급실로 갔지. 그랬더니 의사가 어떻게 어떻게 하고 나더니(진료 부위 위치상 본인은 의사가 도무지 무엇을 하는지 알 수 없다) 아픈 게 싸악 없어지고, "되었으니 가시오" 하더라. 그 뒤로 마 괜찮다.』

오잉? 내 처방은 소용없고?

『그렇게 쉽게 금방 치료가 되었다니 다행이다만, 어떻게 된 거라더냐?』

『의사 말이 항문에 생선 가시가 박혀서 제거했단다. 그러고 나서는 씻은 듯이 안 아팠다.』

『……띠용.』

나를 완전히 돌팔이로 만들어 놓고, 자기는 나았으니 되었다는 것이다. 이 사건을 다음 운동모임 때 공표했더니 여러 명의 진짜 돌팔이들의 격렬한 토론이 벌어졌다.

『십이지장 굽이굽이 모두 잘 건너와서 거기서 걸릴 게 뭐꼬?』

『아이다. 입으로 묵은 기 아이고 앉을 때 어쩌다가 밑에서 들어간 기다.』

『보통 때는 회든 생선이든 안 좋아 한다꼬 묵도 안 하던 아바이가 우째 이런 일이.』

『아구찜 묵었나?』

환자의 권리장전에 의하면 진료의 비밀을 절대 노출시켜서는 안 된다는 것은 삼척동자도 안다. 이 이야기는 완전히 실화이기 때문에 공론마당에 실어 발표해도 될 것인가 안 될 것인가 하는 문제로 나는 매우 고민했다. 고민 끝에 만일을 위해서 본인으로부터 저작권까지 받아 놓았다. 따라서 나중에 이 문제로 곤경에 처하는 일은 없을 테지만, 이런 일이라도 우리 친구들의 건강을 열심히 지키는 일에 작으나마 역할을 했다는 자부심에 늘 뿌듯하다. 하지만 유붕이 언제나 맑고 튼튼한 몸으로 많이 자원방래해주길 바라고, 그래서 달빛 아래 앉아 국화주로 수작할 수만 있다면, 그야말로 더 바랄 것 없는 행복이라 하지 않을 수 없다.

프렌치 패러독스

중국인들의 식생활을 보면 거의 모든 음식을 기름에 튀겨서 요리한다. 그런데도 그에 비해 사람들의 체격은 비만이 그렇게 많지 않다. 그 이유를 찾아본 학자들은 그 이유가 중국 차 때문이 아닌가 하는 학설을 발표하게 되었다. 아닌 게 아니라 중국에는 차의 종류도 많고 차를 참 많이 마신다.

일본 사람들도 그와 마찬가지다. 10여 년 전 일본 학자들이 일본 차에 항암효과를 내는 성분이 많다는 것을 밝혀내고, 일본인들 가운데 장수하는 사람이 많음을 그 사실에 견주어 결론 내린 후 이를 정설화했다. 그러면 우리나라 사람에게 비만이 별로 없는 이유는 어디 있을까? 고추장, 된장, 김치, 비빔밥, 잡곡밥 등 요즘 말하는 웰빙 식품과 체격과 건강이 관계 있을까?

서구 사람들의 식생활은 동물성 단백질을 주식으로 하기 때문에 우리나라 사람보다 비만 확률이 높다. 독일 사람들은 아마도 돼지고기에 감자를 주로 먹기 때문인 듯한데, 중년만 넘어서면 이미 S라인이 아니라 b라인, d라인으로 허리 아래가 더 굵어져 허리의 존재가 없어진다. 그런데 프랑스 사람들은 식생활에서 동물성 단백질을 주로 섭취하기는 마찬가지인데, 독일인들에 비해 비만이 적다. 그것을 프렌치 패러독스라 한다. 그 이유는 프랑스 사람들이 많이 마시는 와인, 특히 레드와인에 포함되어 있는 황산화 물질(antioxidant)인 폴리페놀 때문이라고 생각된다. 이 물질이 비만도 줄이고 암 발생도 예방하는 데 중요한 역할을 하는 것이다.

항산화 물질에는 여러 가지 종류가 있다. 우리 인체의 대사 과정에 필요한 에너지를 발생시킬 때는 산소와의 작용이 필수적이다. 그래서 태운다고 하는 것이다. 산소는 대사 중 산화 작용에 관계하고, 그 결과 산화 물질들(oxidative products)이 발생한다. 산화 물질은 노화, 비만, 암 발생 등 주로 성인병에 관계하거나 인체 수명에 나쁜 영향을 끼친다. 이때 항산화 물질이 그러한 독성 작용을 방해함으로써 건강에 유익한 작용을 하게 된다. 따라서 이에 착안한 산업체에서는 항산화 물질이 많은 음식을 찾아내거나 약제로 개발하기도 하고, 항산화 물질이 든 제품(예를 들어 노화방지 피부 크림 등)을 생산하여 기업화하기도 한다.

최근 들어 웰빙 바람을 타고 레드와인에 폴리페놀이 많아 건강에 유익하다고 하여 곁들여 마시는 사람이 많이 늘었다. 실제 하루 한두 잔씩 매일 마시면 건강에 도움이 된다는 것은 거의 정설처럼 되었다. 폴리페놀이 아니더라도 우리나라 장수마을의 장수노인들은 거의 모두 하루에 소주 한 병씩 마시고 있다고 한다. 애주가에게는 귀가 번쩍 뜨이는 핑계 거리로 생각될지 모르지만, 간의 알코올 분해효소 결핍만 아니면 적당한 음주를 즐기는 생활은 장수의 비결 중 하나이다. 더욱이 그것은 건강과 장수에 보탬이 된다는 심리학적 원리까지 포함한 장수 비결이다.

프랑스 사람들은 2,000년 전 로마 시절부터 갈리아 지방이라고 불리는 광활한 평야 지대에 살았기 때문에 먹거리가 풍성했다. 그리하여 예로부터 잘 먹었고, 그 때문에 음식 문화도 발달했다고 한다. 레드와인을 많이 마셔서라기보다는 원래 잘 찾아먹는 사람이 잘 먹고 소화 기능도 유익한 쪽으로 체질이 발달하기 때문에 건강하다는, 한편으로 레드와인을 폄하하는 학설이 나오기도 한다. 이에 비해 바로 옆의 독일은 로마 시절 라인 강을 건너 갈리아를 침략하여 노략질만 하고 떠도는 비 농경문화로서 프랑스와 다른 삶을 살았다.

매년 11월 셋째 주에 보졸레 누보가 판매되는데, 대한항공에서 수송을 위해 특별기를 배정하기도 한다. 레드와인을 한 잔씩 마시며 건강도 지키고 우아한 삶의 분위기를 만들어 보자.

유산소(有酸素) 운동과 활성산소

　요동백돈(遼東白豚)이라는 이야기가 있다. 요동 사람이 돼지를 치는데 흰 새끼를 낳았다. 천하의 귀물로 생각하여 임금께 바치려고 천리 길을 지고 서울로 가다가 요서 땅에 이르러 보니, 그곳의 돼지는 모두 희어서 지고 가던 흰 돼지를 내버리고 돌아왔다고 한다. 특별한 소재를 얻었을 때 나 혼자만 알거니 하고 다른 사람에게 설명하자, 그들은 진작 그 내용을 훤히 알고 있었다는 뜻으로 쓰는 말이다.

　의사라고 건강 칼럼을 쓴다고 할 때, 지금은 인터넷 웹 서핑 시대라 무궁무진한 정보 속에서 건강에 대한 의학 상식을 어쩌면 독자가 더 깊이, 더 많이 알고 있는 경우가 많을 것이다. 그 때문에 제목을 잡고 내용을 구술해 나가기가 때로는 두렵기도 하다. 그래서 항상 어떤 논제를 설명한 후에는 그에 대한 나의 해석과 내 전문 분야와 관련된 지식의 편린을 보충함으로써 이해의 폭을 좀더 넓히고, 독자에게 하나라도 더 유익한 정보가 제공되도록 하는 것이 옳은 일이라고 생각된다.

　에어로빅은 유산소 운동이 건강에 좋다는 뜻으로 많이 사용하는 용어 중의 하나이다. 영어로 에어로빅스(Aerobics)라 하며, 이는 라틴어 Aero(공기)와 희랍어 bios(생명)의 합성어에서 파생된 단어이다. 에어로빅은 의학 용어로는 산소 분자의 존재 하에서 증식하는 미생물 또는 신진대사 과정을 말한다. 산소 하에서 증식하는 박테리아는 에어로박터라고 하는데, 여기에는 대장균, 폐렴균 등이 있다. 그 반대는 산소가 없이도 증식하는 것으로서, 이는 안에어로빅(anaerobic) 박테리아라 한다. 인체의 생리적 현상에서 에너지를 만들어 내는 대사 작용 중 산소 분자가 관계하는 것을 에어로빅 사이클, 산소 없이 일어나는 대사 과정을 안에어로빅 사이클이라 한다.

당(糖)이 몸속에 들어오면 산소를 이용한(유산소) 당 분해 과정을 거쳐 에너지를 발생시킨다. 이때 과다하게 당을 섭취하면 에너지 발생에 사용하고 남은 당을 지방질로 변화시키게 된다. 따라서 탄수화물 과다 섭취가 비만의 원인에 매우 중요한 역할을 하는 것이다. 당이 분해될 때 산소 없이 무산소 산화 과정(안에어로빅)을 거치면 자연 속에서는 에틸알코올이 된다. 즉 탄수화물(당)과 이를 분해하는 발효 효소를 섞은 후 산소 공급이 안 되는 상태에 두면 술이 되는 원리와 같다.

그러나 체내에서는 당이 안에어로빅(무산소) 사이클에 의해 분해되면 알코올이 아니라 유산(lactic acid)으로 변한다. 따라서 과격한 운동으로 에너지(당) 소비가 급격히 이루어지고 산소 공급이 미처 못 따라가면 근육 속에 유산이 축적되며, 이것이 근육의 피로, 즉 쥐가 내리는 것이다. 이때 당분 섭취를 많이 하면 분해되기 전의 당이 많아져서 근육의 피로가 빨리 풀린다.

반대로 유산소 운동으로 산소가 원활히 공급 되는 상태에서는 당의 무산소 산화작용이 적게 일어난다. 따라서 근육 피로가 적다. 당 분해로 에너지를 얻는 것이 산소를 이용한 산화 과정에 의해 이루어지기 때문이다. 그래서 에어로빅, 즉 유산소 운동을 하면 당을 에너지로 소모하다가 모자라면 지방을 끌어내 산화시키는(태우는) 역할도 하게 되어 체중이 조절되고 근육의 적절한 건강 유지가 이루어지는 것이다.

그런데 산소에 의한 산화작용은 활성산소를 발생시킬 수 있다. 활성산소는 인체를 침범한 병원체나 이물질을 제거하는 역할을 하므로 정상적으로 발생하는 것이고 나쁜 것만은 아니다. 다만 많이 발생하고 체내에 많이 축적되면 DNA, 핵산 등 세포의 구성 물질을 공격하여 암, 동맥경화, 심근경색, 당뇨 등의 만성병과 발기불능 발생에 관계한다.

활성산소의 발생을 줄이기 위하여 유산소 운동을 많이 하고 항산화 물질을 이용하여 발생된 활성산소를 제거하는 것이 현대의학이 제시하는 과학적 건강법이다. 항산화 물질은 체내에서 많이 발생하도록 하든가, 아니면 음식이나 약제 형태로 밖으로부터 섭취해서 이용할 수 있다.

수명 120세

일전 일간지에 "5대 가족 캠페인" 행사의 기사가 났었다. 한 할머니가 98세인데 고손까지 직계 자손이 107명, 사위, 며느리 합치면 148명의 가족을 이루었다고 한다. 100세를 눈앞에 두고도 매일 새벽 5시에 일어나 밭일을 나가고, 화투를 쳐도 자식들보다 계산이 정확하다는 이야기이다. 설에 세배를 받을 때면 경남 거창 시골동네는 온 동네 길이 차로 뒤덮인다 한다.

장수가 행복이냐 자랑이냐를 떠나서 오래 사는 것은 일단은 모든 사람의 바람이며, 더구나 건강하게 오래 산다는 것은 신의 축복이다. 일반적으로 공부 잘하는 학생 인터뷰를 보면 대게 "교과서만 열심히 공부했다" 하듯이 장수한 사람에게 인터뷰하면 그 나이에도 하루도 그르지 않고 일을 한다고 한다. 매일 일하는 것이 운동이 되어 장수하는 건지, 건강 장수하기 때문에 일을 매일같이 할 수 있는 것인지 아무도 모른다. 지난번 이야기처럼 매일 소주 한 병씩 마시는 것도 마찬가지이다.

그러나 분명한 것은 우리나라 사람도 수명이 길어지고 있다는 것이다. 1950~1960년대를 회상해 보면 분명 60대는 노인 소리를 들었고, 70대면 장수했다고 하였다. 그러나 1970~1980년대에는 80대라야 장수한 것으로 되었고, 현재에는 문상을 가면 90대가 즐비하며, 100세도 간간이 나온다. 이대로 가서 2010~2020년대가 되면 100세 대에 가야 장수 했다고 하고, 기록적으로는 120세까지 사는 사람이 나올 수 있지 않을까.

생물학자가 계산한 바에 따르면 인간이 살 수 있는 한계가 120세 전후라 한다. 따라서 의학의 발전에 힘입어 그러한 장수의 기록을 달성할 날도 올 것이라 믿는다. 실제 우리 나이가 60이 넘었는데 노인이라 불릴 수도 없고 우리 시절은 수명이 평균 90세에 간혹 100세 넘게 사는 사람도 나올 것이며, 그야말로 운이 좋으면(항간에는 이를 "재수 없으면"이라나) 120세까지 사는 사람이 나오지 말란 법도 없다.

UN이 정한 바에 따르면 65세 이상 노인인구 비율이 전체 인구의 7% 이상이면 〈고령화 사회〉, 14% 이상이면 〈고령 사회〉, 21% 이상이면 〈초고령 사회〉로 구분한다. 한국은 2000년 7월 1일을 기준으로 7.1%를 차지해 고령화 사회에 진입하였다. 그런데 문제는 한국은 고령화 사회로 진입하는 데에, 그리고 고령화 사회에서 고령 사회로 진입하는데 걸리는 시간이 짧다는데 있다. 경제성장 속도가 빨라 사회적 환경이 빠르게 개선되고, 의료기술이 발전하여 생물적 환경이 개선되는 속도가 빨라 수명이 길어지는 속도가 빠르고, 출산율이 급격히 줄어 고령화 속도가 빠른 것이다. 따라서 선진국처럼 고령화 사회로 진입하는데 수십 년 또는 백 년씩 걸리는 등 준비기간을 충분히 거치는 사회과학적 경험을 하지 않고 넘어가게 되어, 사회적 인프라에서 문화적 측면까지 여러 가지 문제점들을 가지게 되었다는 것이다.

나 스스로도 60이 넘었지만 노인이라는 생각을 해본 적도 없고 고령이라는 말도 "늙은이들 처리곤란"이라는 뒤 뜻이 있음을 부정할 수 없어서 듣기도 싫다. 그러나 그동안은 노후대책이라 하면서 70~80세 정도로 대비하였지만, 지금은 100세 즉 지금부터 최대(재수 없으면) 40년 이상을 바라보고 노후대책을 세워 놓아야 하는 것이 틀림없는 현실이다. 문제는 거기에 있는 것이다.

운동 중독

친구 L군은 동기동창 중 마라톤을 완주한 유일한 사람으로서 지금까지도 계속 완주 기록에 도전하고 있다. 근래에 마라톤 완주 기록을 가진 것을 보면 지난날 오랫동안 조깅을 해왔을 터이다. 그는 초등학교 때부터 아침 일찍 학교에 와서 달렸다고 한다. 지금도 하는 일 때문에 외국에 자주 출장을 가는데, 조깅화를 반드시 가지고 가서 매일 뛴다고 한다. 마라톤 시합 출전을 앞두고는 페이스를 올리기 위해 20~30km를 매일처럼 뛴다.

장시간 조깅을 할 때 힘들다가도 보통 한 시간이 지나고 나면 그동안의 피로나 근육통이 무감각해지고, 두 시간 내지 세 시간이 지나면 아련히 쾌감을 느끼게 된다. 이것은 등산할 때도 그렇고 기타 지속적인 운동을 할 때 모두 그렇다. 이것을 '러너스 하이(Runner's High)' 효과라 하는데, 강도 높은 운동 중 극단적인 고통 뒤에 다시 한 번 새로운 힘이 솟구치게 만드는 것이다.

　이러한 작용을 하는 것이 엔도르핀으로서, 우리 몸이 자가 생산하는 진통제라는 사실은 잘 알려져 있다. 엔도르핀(endorphine)은 엔도(endo-, 내부)와 모르핀의 합성어이다. 운동으로 인해 고통이 느껴지면 그로부터 해방되기 위해 모르핀과 같은 물질이 분비되어 통증과 관련된 신경전달 물질(neurotransmitter)을 차단한다. 그래서 고통을 못 느끼도록 진통 효과를 발휘한다. 이것은 모르핀과 같은 물질이므로 쾌감(euphoria)을 느끼게 하고, 나아가 중독성을 지닌다. 달리는 사람이 그 힘든 운동에도 불구하고 다시 달리는 것은 이 중독성에 기인한다.

　여자 운동선수들을 대상으로 한 실험에서, 50분간의 에어로빅 후 운동을 통해 기분이 어떻게 변하는지를 관찰해본 실험에 대한 보고가 있다. 실험 전 가짜 약을 먹은 선수들은 운동 후 기분이 좋아지고 불안이나 우울감이 사라졌다고 답했다. 반면에 실험 전 엔도르핀 작용을 억제하는 날록손(모르핀 길항제: 반대의 약리작용) 계통 약을 먹은 선수들은 앞의 선수들과 같은 감정을 느낄 수 없었다. 엔도르핀이 작용할 수 없었던 것이다.

　이러한 현상은 심리적으로는 스트레스와 관계가 있다. 스트레스는 일명 스트레스 호르몬이라고도 불리는 코티솔(cortisol, 부신피질 호르몬 중의 하나, corticosteroid의 일종)을 부신에서 분비하게 한다. 스트레스로 코티솔이 많이 분비되면, 코티솔이 일반 스테로이드와 같은 작용을 하기 때문에 소화가 안 되고 위궤양이 발생하며, 피부가 거칠어지고 불면증 등 소위 신경성 증세가 온다. 부신이 코티솔을 분비하는 데는 뇌하수체에서 ACTH (adrenocorticotropic hormone, 부신피질 자극 호르몬)가 분비되어야 한다. 이 ACTH가 분비될 때 엔도르핀이 함께 만들어진다. 따라서 모든 스트레스는 엔도르핀 분비를 유도한다.

배고픈 고통(스트레스)이 한계를 지나면 지구력 운동과 같은 메커니즘으로 엔도르핀이 분비되고 마침내 쾌감이 찾아온다. 배고픔과 지구력 운동은 서로 그 효과를 상승시키는 보완적인 관계여서, 배고픔에 시달리는 사람은 종종 극단적으로 운동에 대한 충동을 느끼게 된다. 그러므로 모델이나 배우 같은 사람들 중 체중에 대한 스트레스에 싸여 거식증에 걸리거나 또는 극심한 운동에 빠져드는 것이, 마치 중독된 것처럼 보인다. 다시 말하면 운동 중독증과 다이어트 중독증이 연관성을 가지고 있다는 말이다.

쥐를 이용한 실험에서 처음에 마음대로 먹이를 찾아가도록 해주고 쳇바퀴를 돌리는 운동을 가끔씩 시키다가, 식사 시간을 확 줄이고 나머지 시간에 운동을 더 많이 하도록 하자, 쥐들이 그 이상 식욕을 보이지 않았다. 쥐들은 이제는 마음대로 먹게 해주어도 배불리 먹지 않은 채 달리기를 했고 몸무게가 앙상해졌다. 그리고 몸무게가 빠질수록 운동에 더욱 집착했다. 실험쥐의 혈액을 검사하니 기분과 식욕을 조절하는 호르몬의 이상이 발견되었다. 운동 중독과 다이어트 중독의 연관성을 증명하는 실험이었다. 그러면 나의 친구 L군은 초등학교 때 배고픔을 잊으려고 그렇게 달렸을까?

또 한 가지, 운동 중독은 알코올 섭취와 관련이 있다. 쥐를 이용한 실험에서, 쳇바퀴를 돌리는 운동을 시킨 후 물과 알코올을 주면, 운동을 하지 않은 쥐보다 운동한 쥐들이 물보다 알코올을 더 선호한다는 결론을 얻었다. 산행 시에 정상주니 하산주니 하면서 술을 마시는 것이 바로 그런 현상을 입증해주는 것이 아닐까. 그보다도 땀을 흠뻑 흘리는 운동을 한 후에 마시는 맥주 한 잔이 기가 막히는 이유가 거기에 있는 것이다.

수명과 심리학

부두교(Voodoo, 애니미즘적 민간신앙) 사망이라는 것이 있다. 혼령과 초자연적인 힘에 대한 믿음이 깊게 뿌리박힌 사회나 종교단체에서는 주술사가 뼈 같은 어떤 주술적인 특정 물체로 한 사람을 가리키며 저주를 내림으로써 그를 죽음에 이르도록 만들 수 있다고 한다. 단체로부터의 축출, 총체적 사회와의 유대관계 상실, 이제 죽을 수밖에 없다는 확신 등이 어마어마한 충격으로 작용하고, 이것이 육체적인 스트레스가 되어 사망에 이르게 된다고 한다. 우리나라 사람에게도 이런 일이 있는지는 모르겠으나, 종교단체들에서 이것과 비슷한 집단 히스테리적 발작 사례들을 흔히 접할 수 있다.

미국에서의 역학조사 결과를 발표한 것에는 이런 것도 있다. 아시아인은 '4'라는 숫자가 죽음을 연상시키므로 4를 극도로 싫어한다. 캘리포니아에서는 전화번호 끝자리 네 개를 마음대로 선택할 수 있는데, 아시아계 주민 집단거주 지역에는 전화번호부의 음식점들 번호에서 '4'라는 숫자를 찾기 어렵다고 한다. 사망 진단서에는 인종을 표시하게 되어 있는데, 유럽계 미국인에 비해 아시아인들에게서 매달 네 번째 날 사망하는 확률이 높게 나타났다. 1989~1996년 사이에 사망한 20만 명의 일본 및 중국계 심장마비 사망자를 검토하니 매월 4일에 사망한 예가 다른 날보다 27퍼센트 높게 나왔다.

사회적 사망 못지않게 개인의 심리 상태가 건강에 미치는 영향도 크다. 어떤 보고를 보면 한 환자가 자신에게 암이 전이되었다는 의사의 말을 전해들은 직후 사망했고, 이는 뒤늦게 오진으로 밝혀졌다. 그 반대로 한 암 환자를 수술하려고 몸을 열었더니 몸 전체에 암이 퍼져 그냥 다시 봉합한 다음 환자를 집으로 돌려보냈다. 그 환자는 나이가 많았음에도 그 후 10년을 더 생존하고 평화롭게 세상을 떠났다. 사망 후 그 부인이 퇴원 후 환자가 건강하게 오래 살게 해주어 고맙다는 편지를 병원으로 보내와서 의사들은 놀라지 않을 수 없었다. 의사들은 전에 부인에게 이렇게만 말했었을 뿐이다. "수술이 별 문제 없이 잘 되었습니다."

사람의 심리적인 상태가 극단적으로는 질병과 무관하게 사람을 살리기도 하고 죽이기도 한다.

질병의 경우를 보자. 국내 유명한 대학병원 교수 한 분이 마라톤을 하는데, 그날도 아침에 조깅을 하고 집에 들어섰다. 그런데 그만 문의 손잡이를 잡고 사망하고 말았다. 이 일은 의사들 사이에 유명한 이야기가 되었다. 즉 심장에 부담이 오는 어떤 상태(질병)가 있음에도 전혀 모르고 있다가 사망에 이른 경우이다. 그러나 다른 통계를 보면 운동선수들에게서 집단 검진을 통해 숨어 있던 심장병 등을 찾아내어 고 위험군으로 분류하고 집중적인 관찰을 한 결과, 계속 지속적인 운동을 한 경우 건강이 나빠지는 선수들도 있었지만, 아무런 문제가 발생하지 않고 심지어 메달을 딸 정도의 성적을 올리는 선수들도 적지 않음을 보고하고 있다. 즉 질병이 발견되었음에도 불구하고 건강상의 이상이 발현하지 않은 경우이다. 이렇게 되면 질병 자체보다 심리적인 문제가 건강과 더 관계가 깊다는 뜻이다.

흔히 독신자는 빨리 죽는다고 한다. 동물의 경우에는 우리 속에 갇혀 짝을 데리고 사는 짐승보다 산과 들에서 자유로운 생활을 하는 짐승이 훨씬 더 오래 사는데 사람은 왜 그런가? 배우자와의 생활은 경제적으로 가정을 유지해야 한다는 고민과 건전한 생활방식을 끊임없이 요구받기 때문에 스트레스가 더 많고, 독신은 책임감에 시달리지 않고 자유로운

  암 전문의사 류성렬 박사가 들려주는 건강비법의 허와 실

인생의 즐거움에 빠질 수 있는데도 독신자의 수명이 더 짧다면, 결혼이 실제로 수명을 보너스로 얹어 준다는 말인가. 과연 그러할까?

이 문제를 연구한 미국의 학자들이 있는데, 터먼 라이프사이클 연구 팀이라 하자. 1920년대 초반 루이스 터먼(Lewis Terman)은 캘리포니아에 있는 어느 학교에서 당시 6세에서 16세 사이의 아동 1,500여 명을 모아 아이들의 성격, 강점과 약점, 선호하는 일, 가정형편 등을 조사했다. 그 후 터먼 연구 팀은 사람이 바뀌어 가면서 1990년대까지 계속 추적해 나갔다. 이는 대상 인원의 한평생에 해당되는 시간으로서, 대상 아동들이 성장하고 늙어서 사망에 이를 때까지 관찰했다는 말이다. 그 결과 놀랍게도 그들 중 독신으로 살았던 사람의 수명이 지속적인 결혼생활을 유지한 사람과 같았다. 그리고 재혼한 경력이 있는 사람이 지속적인 결혼생활을 한 사람들보다 일찍 사망했다. 그들의 사망 위험률은 40퍼센트나 높았다. 그리고 이혼이나 별거를 한 사람의 위험도는 더 높았다. 따라서 독신을 고집하며 살든지 아니면 순탄한 결혼생활을 유지하며 살아가는 것보다 이혼이나 별거의 경험(심리적 스트레스)이 수명을 짧게 한다는 결론을 보여준 것이다.

한편 결혼생활을 순조롭게 유지한 사람은 유년기에 조사된 성격으로 볼 때 성실감과 책임감이 높았던 것으로 밝혀졌다. 즉 다시 말하면 결혼생활이 직접 장수와 관계가 있다기보다는 어릴 때부터의 성실한 성격과 책임감 있는 건전한 생활을 하는 사람이 장수했다는 뜻이다. 그러므로 결혼을 하지 않더라도 성실하고 책임감 있는 성격의 독신자는 오히려 장수에 대한 희망을 가져도 좋다는 말이다. 이혼한 사람들은 어릴 때 부모의 이혼(스트레스)을 경험한 경우가 많았다. 이혼이 실제 수명에 어떤 영향을 미치는지, 성실성이 수명을 연장시키는 원인이 어디에 있는지 밝혀져 있지 않지만, 이상의 결과는 매우 공감이 간다.

우리는 또한 긍정적인 사고방식의 소유자나 낙천주의자는 장수할 것
이라고 생각하고 있다. 그런데 위의 터먼 통계연구 결과를 보면, 어릴
때의 성격을 사회성, 자의식, 성실성, 낙천성, 에너지(활동성) 및 감정적
안정성 등 여섯 가지로 분류해 보니, 수명과 관계있는 것은 성실성과 낙
천성이었다. 성실성은 장수와 관련이 있었지만, 놀랍게도 낙천성은 조
기 사망과 관련이 깊었다. 이에 대한 해석은 낙천적인 성격이 건강에 대
한 방어의식의 결여로 나타나기 때문으로 보았다. 나는 건강하다는 자
신감과 게으름 때문에 건강 관리를 등한시한다는 말이다. 그리고 활동
성, 즉 운동을 좋아하는 아동은 장수의 이익을 얻지 못했다고 한다. 다
시 말하면 운동을 열심히 한다고 해서 더 오래 사는 이익은 보지 못한다
는 뜻이다.

이상의 연구 결과들을 풀이해 보면, 살아가면서 그저 딴 마음 품지 않
고 가정에 충실하며, 손자손녀 잘 돌봐주고 너무 희희낙락하지 않고 고
분고분하게 지내면 아주 장수하리라는 결론에 도달한다.

몸에 좋은 음식

우리는 몸에 좋은 음식과 나쁜 음식(?), 아니 최소한 좋지 않은 음식을
구분하는 것에 신경을 많이 쓴다. 심지어는 몸에 좋다고 알려진 음식을
먹으면 때로 특정한 병이 치료된다고 믿는 경우도 허다하다. 그러면 병
이 완치될 수 있는 음식이 있다면 약은 필요 없는 것인가?

옛날에 아주 원시적으로는 폐결핵을 앓는 사람이 개고기를 많이 먹었다. 그것이 발전하여 폐암 치료를 받는 사람은 꼭 보신탕을 먹는다. 개고기가 폐 질환에 좋다고 생각한 것이다. 이것이 발전하면 폐질환 치료제로 개고기가 사용된다고 믿게 된다. 아시다시피 결핵은 폐에서 많이 발견되지만, 이것도 암처럼 몸의 어느 곳에서든지 생길 수 있다. 경부 임파절이 붓고 척추 결핵이 되면 척추 뼈가 녹아 등뼈가 굽는 소위 꼽추가 된다. 신결핵으로 만성 신부전증을 앓을 수도 있으며, 여성 불임의 많은 수가 또한 난관결핵에 기인한다.

이 모든 것은 만성 소모성 질환이다. 따라서 에너지 공급, 즉 동물성 단백질 섭취가 절실히 필요하다. 옛날에 육식을 하기 힘들었던 우리나라 환자들에게는 집집마다 키우는 개가 가장 손쉬운 동물성 단백질 공급원이 되어 보신탕을 많이 먹게 되었던 것이다. 그렇게 해보니 많이 먹는 것이 안 먹는 것보다 투병에 좋은 결과를 얻게 되었고, 그것을 보고 마치 치료 효과가 있는 것으로 착각을 한 것이다.

보신탕이라는 말 자체가 그러하다. 구육요리는 영양학적으로는 물론 매우 좋은 음식이다. 양질의 단백질에다 즐기는 사람의 입맛에 다른 육질 음식보다 매우 잘 맞으며, 우리나라의 조리법 또한 영양가 많은 재료들을 듬뿍 쓰기 때문이다. 지속적으로 섭취할 때 체중이 늘고 여름 무더위의 피곤한 체력을 보강해 주는 것은 단백질의 에너지원으로서의 역할 때문이다. 어떤 사람에 의해서 언제부터인가 보신탕이라는 이름이 붙었을 뿐인데, 몸에 좋다는 생각을 누구나 무의식적으로 가지고 있다. 그러나 이것은 약리학적으로는 아무런 의미가 없는 단순한 음식일 뿐이다.

반대로 암 치료 환자들은 고기를 안 먹는다. 암세포가 동물성 단백질을 받아먹어서 더 잘 자라기 때문에 영양 공급을 하지 말아야 한다며 안 먹는다. 많은 사람들이 그렇게 생각하는데, 그것은 매우 큰 잘못이다. 암이라는 병도 마찬가지로 소모성 질환이기 때문에 에너지를 공급해 주어야 환자의 면역력이 약화되지 않고 암세포와 투쟁할 수 있다. 입으로 섭취한 영양이 암세포로 가는 것이 아니라 위장을 통해 간으로 가서 분해되어 에너지로 사용되며, 남는 것은 체내에 저장된다. 이는 건강한 사람의 경우와 똑같다. 암세포가 자라는 것은 스스로 자라는 것이지 섭취한 영양소에 의해 자라는 것이 아니기 때문이다.

사람들은 잡곡밥이 건강에 좋다고 열심히 잡곡밥만 먹는다. 실제로 우리나라에서는 당뇨환자에게 잡곡을 주식으로 하도록 권하고 있다. 쌀은 일정한 양일 때 당 섭취량이 많고 칼로리가 높기 때문이다. 잡곡밥을 먹으면 같은 양일 때 흡수되는 칼로리의 양이 적기 때문에 당뇨환자에게 좋은 것이다. 현미나 잡곡밥은 섬유소가 많아 먹으면 상부 소화기관에서는 이 섬유소를 처리하지 못하고, 그 때문에 섭취 칼로리가 낮다. 대신 소화되지 않은 이 딱딱한 물체는 대장에 있는 장 박테리아에 의해서 당 분해가 이루어진다. 대장은 당을 흡수하지 않기 때문에 발효가 일어나 가스가 만들어진다. 꽁보리밥 먹고 방귀만 뀐다는 말이 바로 그것이다.

그래서 다이어트로 체중 조절을 하는 사람에게는 좋을 수 있으나, 당 섭취를 극도로 제한하면 뇌로 가는 혈당량이 적어 지적 활동에 지장을 줄 수 있다. 뇌는 우리 체중의 2퍼센트에 불과하지만, 보통 전체 칼로리의 20퍼센트를 필요로 한다. 혈당과 콜레스테롤은 뇌의 기능에 중요한 영향을 미치며, 부족하면 집중력이 떨어지고 성장하는 신생아의 경우는 뇌의 발달이 저해될 수 있다. 섭취하는 음식물의 탄수화물 함량이 높을수록 우리의 인지능력은 개선된다는 연구 결과를 밝힌 학자도 있다. 어쩌면 이것은 유럽인들에게 더 많이 해당되는 사항인지도 모른다. 그래서 그들에게서는 오히려 요즈음 쌀을 많이 먹자는 캠페인이 벌어지고 있다.

불포화 지방산이 많은 오리고기가 건강에 좋다고 한다. 포화 지방산은 나쁜 콜레스테롤과 관계가 있기 때문이다. 이것은 피를 진하게 하고 혈관 벽에 이물질이 들러붙게 하여 심장을 관장하는 관상동맥이나 뇌혈관을 막아 치명적인 질병을 일으킨다. 불포화 지방산은 이런 역할을 하지 않는 좋은 지방 계통이므로 그러한 질병이 일어나는 데 관계하지 않는다. 그런데 이 말은 같은 양의 동물성 단백질을 섭취할 바에는 피와 혈관벽을 더럽히지 않기 때문에 오리고기가 괜찮다는 것이지, 그것이 그런 병을 치료한다는 뜻은 아니다. 몸에 좋은 음식이란 나쁜 역할을 하지 않는다는 말일 뿐, 치료제로 쓸 수는 없는 것이다. 그런데도 오리고기 집에 가보면 동맥경화증, 뇌혈관 질환, 심근경색증 등의 치료제 특효약인 것처럼 요란하게 써두고 광고하는 것을 본다.

유방암은 여성 호르몬인 에스트로겐과 관계가 깊다. 초경이 빨랐던 여성과 폐경이 늦은 여성은 에스트로겐 효과를 더 많이 경험하기 때문에 유방암 발병 확률이 높다. 폐경 후 얼굴의 화끈거림, 땀이 많이 남, 심장이 마구 뜀 등과 같은 폐경 증상이 심하여 호르몬 요법을 하는 경우가 있다. 노화로 에스트로겐 분비가 줄어서 폐경이 오는 것이므로 그 치료 방법은 에스트로겐을 보충해 주는 것이다. 그런데 이 호르몬 요법을 받은 여성에게 유방암 발병 확률이 높다. 콩에는 식물성 에스트로겐이 많이 함유되어 있다. 그래서 폐경 증세로 고생하는 여성들이 콩 음식을 많이 먹으면 그 증세가 줄어들 것으로 생각하고 많이 먹도록 권장하고 있다.

그런데 유방암 치료를 받은 환자가 완치 후 에스트로겐으로부터 멀어져야 하는데, 두부처럼 콩을 재료로 한 음식을 많이 먹으면 에스트로겐 섭취량이 많아져 유방암 재발 확률이 높다고 어느 학자가 말한 것이 보도된 적이 있다. 물론 이 보도로 난리가 났었다. 유방암 치료 환자들이 '콩이나 두부를 먹으면 안 된다면서요' 하고 문의가 빗발친 것이다. 그러나 이 모든 사실들 하나하나는 맞지만, 예를 들어 유방암을 발생시키든 폐경 증상을 완화시키든 간에, 에스트로겐 효과를 보려면 콩을 얼마나 먹어야 하느냐의 문제다. 그만한 양에 도달하려면 아마 매일 콩 한 되씩은 먹어야 하지 않을까.

류마치스 관절염은 관절 마디가 붓고 견디기 힘들게 아프며 관절이 비틀어지는 병으로서 손발과 무릎에 그 증세가 심하다. 이는 원인을 모르는 질환이다. 우리 몸의 면역 체계의 이상으로 인한 것 정도로만 알려져 있고, 치료가 잘 안 된다. 면역 체계란 밖으로부터의 공격과 싸워서 우리 몸을 보호하는 것이 임무인데, 이 면역 체계에 이상이 생겨 면역 시스템이 오히려 우리 몸을 공격하기 때문에 생기는 병이다. 이를 자가 면역질환(autoimmune disease)이라고 하며, 류마치스 외에도 여러 가지가 있다. 치료는 통증에 대한 진통을 목적으로 하는 치료밖에 없다.

민간요법으로 류마치스 치료에 고양이와 지네가 좋다고 많이들 먹는다. 고양이는 뇌의 운동신경이 발달하여 높은 곳에서 거꾸로 떨어져도 중심을 잘 잡는다. 그래서 고양이를 뇌신경 연구의 재료로 많이 쓰는데, 그것이 관절이 유연하고 튼튼한 것으로 오해를 한 것이다. 지네는 관절이 하도 많으니까 그렇게 생각하는지 모르겠다. 그러나 이는 낭설일 뿐 고양이와 지네에 의해 관절염이 나았다는 사람은 없다.

이러한 예는 무수히 많다. 그러나 음식은 음식으로서 영양을 보급 받는 것이고, 질병에 관해서는 약을 위시하여 의료의 힘을 빌지 않으면 목적하는 바를 얻을 수 없는 것이 진리이다.

미나리와 복국

우리 어머니는 복어국을 잘 끓이셨다. 복어요리 취급 면허가 있는 것도 아닌데, 시장에서 직접 복어를 사다 끓이신다. 내가 어릴 때부터 따지면 아마 복어국을 백 그릇도 더 먹었을 텐데, 중독된 일이 한번도 없으니 면허가 따로 필요 없으신 거다. 복어국은 잘 알다시피 부산 지방의 대표 해장국이다. 청진동 식 선지 해장국, 대구 식 따로국밥, 전주 콩나물 해장국은 내가 성인이 되어 서울에 와서야 처음 먹어보았는데, 어머니가 끓이신 복어국과는 비교가 안 된다.

어머니의 복국은 국물이 투명하고 노릇노릇하며 말갛다. 콩나물도 양을 많이 넣지 않는다. 물론 참복이었을 테지만, 졸깃졸깃하고 담백 고소한 복 육질은 씹는 맛도 일품이다. 그렇게 한 보시기 떠서 식초 몇 방울 떨어뜨리고 마지막에 미나리를 띄운다. 이 미나리는 요즈음의 복 집에서 엄펑덤펑 넣어주는 대량의 콩나물과 국수 같은 미나리 다발이 아니다. 길이 5센티가 넘지 않게 송송 썰어서 한 주먹 정도만 넣는데, 이것이 입 속에서 내는 향과 씹을 때의 사각거림은 먹는 감각을 행복하게 해준다. 그리고 식초는 한두 방울. 이것은 미나리와 더불어 복국 맛의 고급스러움을 만들어 내는 중요한 재료이다. 지금도 나는 복국이 아니더라도 모든 생선지리에는 반드시 식초를 넣는다. 안 넣어본 사람은 오늘부터 시행해 보라. 음식의 질이 달라질 것이다.

일설에 의하면 복국의 미나리는 복어의 독을 제거하는 목적으로 넣는다고 한다. 그러나 복의 독이 그 요리 속에 약간이라도 섞여 있다면, 과연 이것이 미나리에 의해 씻겨 나갈까. 복의 독은 신경독(neurotoxin)이다. 나는 경험해 보지 않았지만 실제로 독이 들어 있다면 입술 끝, 혀끝부터 얼얼하게 마비된다고 한다. 그래서 정말 복 마니아라면, 그리고 최고의 복 요리사라면, 말초신경 끝만 얼얼할 정도의 분량만 독이 섞이게 요리해서 먹어야 최고라는 속설도 있다. 위험천만한 이야기다. 이때의 독에 대한 정량 분석을 한다면 몇 마이크로그램 정도의 미세한 양일진대, 아무리 위대한 칼잡이 요리사라도 이 미량을 어떻게 정량하여 요리 속에 넣는다는 말인가. 아마도 미식가가 만들어낸 과장된 이야기가 아닌가 한다.

이와 비슷한 풍을 친 이야기가 있는데, 내용은 다르지만 같은 먹는 스토리이기에 인용해 본다. 미국이 원조인 술 중에 칵테일 하면 가장 기본이 마티니이다. 마티니를 제대로 마실 줄 알아야 제대로 된 주당(미국식)이라 할 수 있다. 마티니는 진(Gin; 알코올)에다 버무드(Vermouth; 베이스)를 섞는데, 그 비율에 따라 스위트(1:2), 스탠다드(1:1), 드라이(2:1), 익스트라 드라이(3:1) 등으로 나누고, 익스트라-익스트라 드라이(extra-extra dry martini)로 갈수록 급수가 높은 주당이라 하여 심하면 진이 90퍼센트 이상인 것을 요구하는 주당도 있다고 한다.

온더락스로 함께 섞어 사용하는 얼음은 강하게 얼어 결정체가 매우 단단하다. 이 얼음은 잔 속에서 녹아 객물이 섞여도 안 되며 단지 차게 하기만 해야 한다고 한다. 따라서 얼음을 섞을 때 스터(stir)는 안 되고, 쉐이크(shake)만 허용된다. 둘의 차이가 어떤 것인지는 모르겠지만, 여기서부터 높은 급수의 주당이 되기 위한 풍이 나온다. 그래서 마티니를 만드는 데 가장 좋은 얼음은 무엇인가 할 때, 알라스카 북극에 주둔하고 있는 미국 군인 막사 처마에 붙은 고드름이 최고라는 결론이 났다.

그리고 초 익스트라 드라이 마티니를 만들어야 하기 때문에 버무드를 적게 타는 가장 극단적인 초 익스트라 드라이는 어떤 방법이 있을까?

최고의 답은 이렇다. 즉 대기권 핵실험 원자탄 탄두 끝에 (이 이야기가 나온 것은 냉전 시대이므로 미국, 소련, 중국이 경쟁적으로 대기권 핵실험을 하여 우주 낙진이 문제가 되고 있었다.) 버무드를 한 방울 떨어뜨린 후 쏘아올린 원자탄이 터져 대기권 공기 속에 섞이게 한 다음, 칵테일 바의 창 밖 공기 속으로 진을 부은 잔을 한 번 쓰윽 돌리면 공기 중의 버무드 가루가 들어올 것이다. 그것이 세상에서 가장 익스트라, 익스트라 드라이 마티니라 할 수 있다. 그래서 그 이름을 원자 마티니라고 이름 지었다.

마티니 이야기가 나왔으니 하나 더 추가하자. 영화 007 시리즈에 마티니가 나온다. 숀 코네리의 "닥터 노"에서는 제임스 본드가 진이 아닌 드라이 보드카 마티니를 주문하는 장면이 나온다. 칵테일은 그야말로 미국 술이고, 그 미국 사람이 마티니를 원조로 치는데 반드시 진으로 만들어야 한다. 그런데 007은 영국 영화이다. 그러니 영국 사람이 보드카로 바꾸어 미국 술인 마티니의 성스러움을 훼손한 것이 아닐까. 이 영화에서 사용한 보드카는 스미르노프이며, 이 영화 때문에 마티니를 진 대신 보드카로 해서 마시는 사람이 늘었다고 한다(아마도 미국을 제외한 지역에서이겠지). 그리고 근세의 007로 피어스 브로스넌이 본드로 나온 영화에서는 보드카가 핀란디아로 바뀌었다. 그런데 요즈음의 007은 영국이 아니라 헐리웃에서 만들 텐데······.

복어국 속에 독이 들었든, 미나리로 독을 제거하는 것이 맞든 안 맞든, 미나리는 강력한 해독작용이 있는 음식임에는 틀림이 없다. 주로 중금속 류의 해로운 물질을 우리 몸에서 걸러내는 역할을 한다. 골프장의 제일 지대가 낮은 곳에 연못을 파고 미나리를 심고 농약을 친 후, 그 씻겨 내려오는 농약 성분이 모두 이 연못으로 흘러들어오게 하여 미나리가 해독하도록 한 후, 그 물을 아래로 내려보내면 주민으로부터 욕을 먹지 않을 것이라는 아이디어를 낸 사람도 있다.

미나리꽝은 어릴 때 지나다니던 부산 동래의 미나리꽝이 유명했던 것 같다. 동래 미나리꽝은 도시 개발로 없어졌고, 지금은 언양의 미나리꽝이 유명하다. 언양 미나리는 맛과 향이 뛰어나 조선시대의 궁중 진상품으로서 미나리 김치를 담아 종묘 제상에 올렸다. 미나리는 대표적인 봄 채소로서 복어 요리와 먹는 것 외에 김치, 나물, 전 등으로 요리해 먹는다. 미나리는 기름진 돼지고기나 소고기를 익힐 때 그 표면으로 흘러나오는 국물(육즙)의 정화작용을 해준다. 미나리의 섬유소는 기름 국물의 지방과 어울려 맛에 있어서 그 효능을 최대화할 수 있다. 또한 비타민 C가 풍부하다. 삼겹살을 노릇노릇 구워 상추와 미나리로 쌈을 싸서 레드 와인 한 잔과 함께하면 천상의 맛이려니.

미나리는 알칼리성 식품으로 우리 몸이 노령화에 따라 산성 체질로 변하는 것을 막아줄 수 있다. 자체에 미네랄 등 미량 금속이 풍부하고 비타민도 많다. 많은 부분이 식물성 섬유로 되어 있기 때문에, 위에서 소화가 안 되고 창자를 미끄러져 내려가면서 창자 내벽을 자극하고 청소해준다. 식물성 섬유소는 장운동에 좋고 변비를 막아준다. 무엇보다 다른 섬유소처럼 칼로리가 적으니 다이어트에도 좋다. 비타민 C가 풍부한 것은 술 마신 후의 해독에 좋다. 그것은 콩나물의 아스파라긴산과 함께 복어국이 천하 제일의 해장국이 되는 이유이다.

버섯 이야기

　우리 입맛과 음식 조리방법에 비추어서는 좀 다르겠지만, 서양에서 가장 유명한 음식 세 가지, 소위 3대 진미는 무엇인가? 캐비어(철갑상어 알), 푸아그라(거위 간), 그리고 송로버섯이다. 캐비어는 철갑상어가 흑해 산이냐 카스피해 산이냐, 즉 생산지에 따라 그 품질이 다르다는 것, 그리고 푸아그라를 생산할 때 살아 있는 거위에게 강제로 물을 먹이는 것 등 알려진 이야기가 많으나 송로버섯은 좀 낯설다.

　송로버섯(松露, Truffle)은 물론 버섯이다. 송이(松耳)버섯은 소나무 밭에서 자라지만 송로버섯은 소나무와 아무 관련이 없다. 생긴 것도 검고 둥글둥글하며 흙 속에 깊이 묻혀 자란다 하니, 소나무 이슬이라는 한자의 뜻과 생김새도 무관하다. 향은 암모니아 향이라 하니 우리나라 흑산도 홍어와 비슷하지 않을까. 향이 진하지는 않으나 한번 묻으면 쉽게 지워지지 않는다. 그러나 무엇보다도 맛이 어떠한지는 먹어보지 않아서 모르겠다.

　송로버섯은 떡갈나무 같은 흔한 나무 아래 땅 속 깊이 자라고 있어서 사람이 눈으로 보고 채취할 수 없다. 그래서 돼지를 몰고 다니며 그 냄새로 찾아내도록 한다. 송로버섯의 향기가 돼지에게는 페로몬 역할을 하기 때문에 그 향을 맡고 돼지가 미친 듯이 덤벼든다. 야생으로 채취하는 양이 매우 적기 때문에 귀한 음식이 된 것은 아닌지 모르겠다. 시중에서 보통 1kg에 1억 원 정도 값이 나간다고 한다. 그런데 벌써 짝퉁 송로버섯이 '인간을 제외한 모든 것을 위조한다' 는 중국에서 생산되고 있다. 중국 윈난성(雲南省)에서 많이 난다. 유럽산과 섞어 놓으면 전문가조차 구분이 쉽지 않으며, 가격은 1kg당 약 3만 원 정도이다.

하지만 우리나라에서 생산되는 자연산 송이버섯의 그 맛과 향에 비교할 수 있을까. 2007년 여름은 유난히 비가 많이 와서 버섯 작황이 드물게 좋았다. 비는 장마철이 지나고 8~9월에 더 많이 왔고, 집중호우는 별로 없이 일주일에 며칠씩만 오다가 그치기를 계속 하였으니, 지속적인 습기를 유지하게 되어 버섯이 잘 자라서 자연산 버섯을 많이 채취할 수 있었다고 한다. 실제 호젓한, 인적이 드문 산으로 산행을 갈 때 보면 오솔길 주위로 갖가지 버섯들이 만개해 있는 것을 많이 볼 수 있다.

그러나 문제는 우리 같은 사람은 식용과 독버섯을 구별할 수 없다는 점이다. 그래서 숲속에서 버섯밭을 발견하더라도 딸 생각은 못 하고, 그림의 떡으로 보고만 지나간다. 물론 전문가들은 구별할 수 있기 때문에 심마니처럼 산을 헤매며 자연산 버섯을 따러 다니기도 한다. 산행 중에 만난 어느 버섯 따는 사람과 이야기를 나눈 일이 있었다. 그의 경험에 의하면 양의 적고 많음이 다를 뿐 거의 모든 야생버섯은 독을 가지고 있어서, 채취한 버섯들을 일단 얼마간 물에 담가 두었다가 독이 빠진 후 먹어야 한다고 했다. 그러나 이때 주의할 것은 버섯의 양분에는 물에 잘 녹는 수용성인 것이 많기 때문에 너무 오래 담가 두면 양분이 다 빠져나가 버린다는 점이다.

버섯의 독은 대개 세 가지로 나타난다. 간과 신장을 망가뜨리는 독, 위장관을 해치는 독, 그리고 중추신경 독이다. 간과 신장을 해치는 독은 매우 위험하여 조기 사망을 불러올 수도 있다. 간과 신장의 손상은 급성일수록 더 위험하기 때문이다. 위장관 독은 위장관 점막 상피세포를 손상하는 것으로서 감염되면 콜레라와 같은 증세를 보인다. 극심한 토사곽란이 오면 역시 전해질 밸런스가 깨어져 사망할 수 있다. 중추신경 독은 신경마비 현상이 생길 수도 있지만, 그보다는 뇌기능에 작용하여 환각과 정신착란 등 정신과적 증세를 나타내는 경우가 많다. 인도나 또는 불교에서 수도하는 사람들에게 버섯을 금기 식품으로 정했다는 기록이 있는데, 그 이유는 버섯을 먹으면 머리가 혼미해지고 광증이 생기며 음란해진다는 것인데, 바로 이것과 관련된 것이라고 생각된다.

그럼에도 불구하고 버섯은 사람과 매우 친숙하다. 송로버섯이 아니더라도 송이, 표고, 석이, 느타리, 목이 등의 식용버섯 때문이다. 동서양을 막론하고 버섯은 사랑받는 식품에 속한다. 아마도 독특한 향기와 씹을 때 잇몸에서 느껴지는 감촉 때문이 아닌가 싶다. 그렇지만 식용버섯은 고급 양분이 많지는 않다. 단백질, 비타민, 약간의 탄수화물과 섬유소 등이 주성분이며 칼로리도 높지 않다. 그래서 오히려 다이어트 식품으로 사용하기에 좋다.

세 번째는 약용버섯이다. 물론 같은 버섯이 때에 따라 식용, 독버섯, 약용으로 변하는 것은 아니다. 모두 종류가 다르다. 우리나라에서 흔히 사용되는 약용버섯으로는 영지(靈芝)버섯과 상황(桑黃)버섯이 있다. 예로부터 이것들은 한의학에서 각종 질환, 특히 만성병에 잘 듣는다고 알려져 있다. 영지버섯은 참나무, 밤나무, 매화 등의 나무에 기생하여 자라며 인공으로 재배하기도 한다. 민간에서 진흙버섯이라고도 부르는 상황버섯은 말 그대로 뽕나무 고목에서 자라며, 참나무나 상수리나무 등에서도 기생하며 매우 희귀하다. 그러나 인공재배는 힘들 뿐 아니라 야생의 것보다 질적으로 차이가 많이 난다. 그 때문에 캄보디아의 야생 뽕나무에서 자라는 상황버섯을 수입해서 국산 야생 상황으로 판매하기도 한다.

이러한 약용버섯은 민간에서 항암작용이 있는 것으로 알려져 있다. 의학적 실험연구에 의한 정확한 근거는 없지만, 이 버섯들이 함유하고 있는 성분 중 다당류(탄수화물 계통) 구조물인 베타 글루칸 등이 면역증강 기능과 항산화 효과를 가지고 있다. 그러나 그러한 약리작용이 어느 정도 양을 섭취해야 나타나는가, 그리고 어떤 경로로 인체에서 약리작용을 하는 것인가에 대한 명확한 결론은 없다. 암환자가 암 치료 중 가장 많이 문의해 오는 것이 있는데, 바로 이러한 약용버섯을 보조요법으로 써도 되는가 하는 것이다.

우리나라에는 없고 수입되어 맹렬히 시판되고 있는 차가버섯은 시베리아와 홋카이도 섬 등지의 자작나무에 기생하는 것이며, 아가리쿠스 버섯은 브라질 상파울로 부근 산간 지대에 자생하는 것으로서 항암 효과가 큰 것으로 광고하고 있다. 그러나 암 치료에 대한 대체의학으로서 사용할 수 있는 것은 아니다. 암 예방을 목표로 하거나 과거에 암 치료를 한 후 완치된 환자에게서 암 세포의 재생을 억제하는 효과를 기대할 수는 있지 않을까 생각된다.

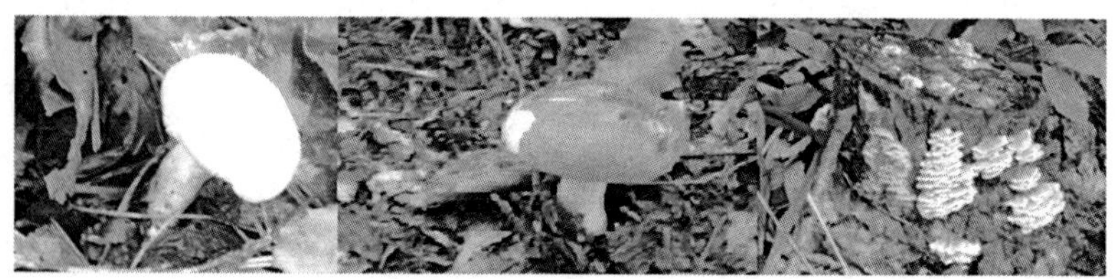

놀라운 비타민 C

나는 의학도 시절 비타민 C가 괴혈병을 예방하는 효능 외에 특별한 효능이 있다는 데 깊은 관심을 가진 적이 있었다. 즉 감기를 예방하고, 심혈관 계통의 건강을 유지하며, 종양 세포의 성장을 방해한다는 학설이 그것이었다. 이 학설은 그 후 인정을 못 받고 폐기되었으나, 요즘에 와서 생물학적 연구 수준이 높아짐에 따라 비타민 C 요법이 건강에 지대한 효능이 있음이 속속 밝혀지고 있다.

비타민 C는 아스코르빈산이라는 화학명을 가지고 있으며, 수용성으로서 콜라겐 합성을 도우므로 부족하면 괴혈병에 걸린다. 괴혈병(壞血病)은 영문으로는 scurvy라고 하는데, 이는 라틴어 scorbutus에서 유래된 학술어이다. 괴혈병인 scorbutus에 without이라는 접두어 a-를 붙여 ascorbutus→ascorbus→ascorbic acid(즉 괴혈병이 안 생기게 한다는 뜻)가 된 것이다.

괴혈병은 대항해 시대 때 몇 달간씩 선상 생활을 하는 선원들이 원인 모르게 죽어가는 것을 보고, 그것이 신선한 야채나 과일을 섭취하지 않아서 발생되는 병이라는 것. 즉 비타민 C의 결핍에서 오게 된 질병임을 알게 되었다. 바이킹 전사들은 냉이의 일종인 북극겨자(scurvy grass)를 휴대하고 다니면서 먹고 오랜 선상 생활에서 오기 쉬운 괴혈병을 예방하였다고 한다. 그래서 괴혈병은 지금도 해양병(marine disease)이라고도 불린다.

그러나 괴혈병을 예방하는 데는 하루 10mg의 섭취로 충분하며, 일반적으로 1일 용량은 60mg으로 되어 있다. 보통의 식단에는 야채 등 비타민 C를 함유한 식품이 많으므로 비타민 C 부족 증세가 일어나기는 힘들다. 레몬 한 개가 약 20mg의 비타민 C를 함유하고 있으며, 녹차와 고추 잎에 특히 많고, 대추, 피망, 쑥, 시금치, 무, 감, 귤, 레몬, 파인애플 등 신선한 채소와 과일에 많이 함유되어 있다.

콜라겐은 단백질의 일종으로 결합 조직의 중요 성분이다. 결합 조직은 내장 장기, 근육, 뼈 등 기능을 가진 조직끼리 잘 결합되도록 해주고 모세혈관 생성을 도와 신체의 구조가 잘 유지되도록 한다. 따라서 비타민 C 부족은 잇몸의 결합 조직이 부실하여 잇몸 출혈, 탈치 등이 생기게 하는 것이다. 피부에서 비타민 C는 화상 또는 일반적인 피부의 상처가 잘 치유되도록 한다. 외과에서는 수술 후에 반드시 비타민 C 정맥 주입으로 상처의 치유를 돕는다.

비타민 C는 수용성이기 때문에 쉽게 배설되고 인체에 전혀 무해하다. 약간의 산성을 띠고 있으며(pH 3), 공기와 접촉시키면 산소에 의해 쉽게 산화되고, 열을 가하면 대부분 파괴된다. 심지어는 자외선에도 파괴되므로 투명 유리 용기에 담긴 오렌지 주스에는 비타민 C가 남아 있지 않다. 김치도 오래 두면 산화되어 비타민 C가 거의 없어진다. 그래서 비타민을 보존하려면 가능한 한 식품을 공기와 접촉하지 않은 상태로 찬 곳에 저장해야 하며, 단시간에 조리하고 식품을 잘게 썰지 않는 것이 좋다.

공업적으로는 항산화제로의 작용을 이용하여 식품의 산화 방지, 신선도 유지를 위해 광범위하게 사용된다. 과일 주스, 과일 통조림, 잼, 맥주의 산화 방지 및 원료 육의 변색 방지, 밀가루, 과자, 유지, 유제품 등 거의 대부분 식품의 산화 방지제로 사용한다.

비타민 C의 체내에서의 약리적 효능에 있어 중요한 것은 항산화 효과이다. 산소와의 결합력이 강하기 때문에 산소 분자가 있으면 먼저 결합하여 항산화 효과를 발휘하는 것이다. 인체는 탄수화물과 지방을 산화

시켜 에너지를 얻는다. 그때 산소를 소모(산화)하는 과정에서 극히 일부의 산소 분자가 남아 떠돌게 되는데, 이것을 산소 유리기(활성산소)라 한다. 이 산소 분자는 세포를 공격하며, 그 결과는 노화로 나타난다. 이때 비타민 C가 있으면 활성산소와 먼저 결합하여 없애버린다. 그래서 비타민 C는 노화를 막는 데 탁월하다.

뿐만 아니라 활성산소는 정상 세포를 변형시켜 암세포로 변하게 만들고, 동맥벽을 자극하여 동맥경화를 만든다. 그러므로 비타민 C는 암과 동맥경화를 예방한다. 비타민 C는 부신피질 호르몬, 특히 아드레날린 같은 스트레스 호르몬 분비에도 작용한다. 호르몬 분비 이상은 정상 혈압 조절에 이상을 일으킨다. 이것이 동맥경화와 합쳐지면 순환기 질환이 생긴다. 괴혈병으로 죽는 사람은 출혈이 원인이 아니라, 아드레날린 분비가 안 되어 혈압이 떨어져서 사망하는 것이라는 사실이 밝혀졌다. 당뇨병의 합병증인 말초 혈관염으로 손, 발가락이 썩든지 시력이 소실되는 것을 비타민 C가 회복시켜 준다.

그런데 이러한 약리작용을 얻기 위해서는 대용량의 비타민 C가 필요하다. 비타민 C 전문가인 이왕재 박사에 의하면 최소한 하루 6,000mg 이상을 먹어야 한다. 다량 복용은 위장에서 헬리코박터에 작용하여 병원성을 차단함으로써 위암 발생 확률을 줄인다. 소장에서 주로 흡수되는데, 다량 복용을 하면 일부만 흡수되고 대부분이 대장으로 가서 변과 함께 배설된다. 그러나 배설되기 전 인체에 해로운 대장의 부패균의 독성을 제거하여 대장암 발생을 줄인다. 장기간 비타민 C를 다량 복용하면 나쁜 부패균이 제거되어 대변과 방귀의 냄새가 줄어든다. 이러한 위장관 내에서의 효과를 얻으려면 식사와 함께 복용하는 것이 가장 좋다. 대량 요법은 또한 바이러스를 죽이는 효능도 있어서, 감기에 걸리기 시작할 때 먹으면 감기 바이러스의 증식을 막아 감기가 악화되는 것을 막을 수 있다.

비타민 C의 항산화 효과와 면역증강 효과는 암 예방뿐 아니라 직접 암을 치료하는 데 쓰이기도 한다. 이에 관한 연구자들은 비타민 C를 암세포를 죽이는 데 사용하려면 경구, 즉 입을 통해 먹는 것보다 주사로 혈관 속에 직접 점적주입(수액 제재와 같이 방울방울로 주입)을 해야 한다고 한다. 먹는 것은 소장에서의 흡수량에 한계가 있기 때문이다. 혈관 속에서 비타민 C는 모세혈관에 가서 암세포가 있는 조직에 도달한다. 거기에서 비타민 C가 산소와 결합하여 산화가 되면 과산화수소가 만들어지고, 이 과산화수소가 암세포를 죽인다. 이때 과산화수소는 정상 세포에는 전혀 무해하다. 과산화수소는 소독(병균을 죽이는 방법)을 위해 상처 부위에 바르면 거품이 부글부글 나는 바로 그 약이다. 용량은 1일 1회 주사에 약 10g을 넣어 약 1~2시간 동안 주입한다.

비타민 C가 막연히 피부에 좋고 신선한 체질을 만들어 준다는 정도로 많은 사람이 섭취(음식으로, 건강식품으로, 약으로)하고 있는데, 그 효능을 잘 알고 쓰면 더욱 큰 이익이 있으므로 적극 권하고 싶다.

보신탕 소고(小考)

통영 앞바다에서 배로 한 시간 반쯤 가는 거리에 소매물도가 있다. 바다와 낮은 산이 어우러진 천하 절경이 있는 곳이다. 그곳 선착장에서 배를 기다리고 있을 때 바닷가로 난 산책길이 있어 시간도 보낼 겸 산책을 나섰다. 그때였다. 커다란 사냥개 크기의 흰털 개 세 마리가 우리 앞으로 나서는 것이었다. 동네 사람 말이 그 개들이 길을 안내한다는 것이었다. 기특하기도 해서 개들을 앞세우고 갔다. 놀라운 건 도중에 바위절벽이 비스듬히 있어 바다 구경을 하려고 그쪽 방향으로 가자 개 세 마리가 엄청난 소리로 컹컹 짖고 펄쩍펄쩍 뛰며 야단법석을 한다. 위험하니 그리로 가지 말라는 신호이다. 결국 다시 길을 잡아 앞으로 나가니 조용히 앞서거니 뒤서거니 따라온다. 옛날 집에서 강아지도 길러보았지만, 개와의 교감이 이렇게 구체적이고 매우 현장감 있었던 경험은 처음이었다. 돌아와서 얼마나 쓰다듬어 주고 먹을 것도 주고 했는지 모른다. 애완견의 경지를 넘어 사람을 보호하는 안내견이었다.

오래된 우리나라 전통놀이 중 하나인 윷놀이는 삼국시대 이전 상고사에도 나오는데, 그것을 보면 꽤 오랜 역사를 가지고 있음을 알 수 있다. 단재 신채호 선생에 의하면 윷의 펼쳐진 모양(도개걸윷모)은 그 시절 임금을 모시는 대신의 이름에서 따온 것이라고 하는데, 이두문자로 '도가', '개가', '크가', '소가', '말가'라고 한다. 그 뜻은 도, 개, 크, 소, 말이고, 음은 도(猪), 구(狗), 견(犬), 우(牛), 마(馬)이다. 여기서 재미있는 것이 구와 견('크'로 표현)이다. 천오백 년 전부터 우리나라에는 구와 견으로 구분하는 동물이 있었다. 어떻게 다른가?

아무튼 오래 전 상고시절부터, 소 키우다 소고기를 먹고 돼지 키우다 돼지고기 먹듯이 개를 키우다 개고기를 먹었던 것 같다. 그래서 우리 선조들은 아무런 거리낌 없이 먹었을 것 같다. 북한에서는 단고기라 하며 먹는 것을 보면 그렇다. 탈북자 영화 '크로싱'에서도 집에 기르던 개를 먹을 것이 없어 잡아먹게 되는 아픈 장면이 나온다. 그러나 한국에서는 정도는 달라도 개고기를 먹는 사람은 어쨌든 좀 쭈뼛거리면서 먹는다. 서양인들의 눈치를 보는 것이다.

그래서 나온 이야기가 구를 먹는 것이지 견은 안 먹는다고 하는 말이다. 그런데 구는 무엇이고 견은 무엇인가? 역사학자이자 우리나라 민족주의의 대 어른이신 단재 신채호 선생의 상고사 풀이에서 옛날에도 구와 견의 구별을 하고 있었다는 것을 알 수 있지만, 어떻게 다른 것인지는 알 길이 없다. 그리고 먹는 것과 안 먹는 것의 차이라는 증거도 없다. 애완용은 견이라 해서 안 먹고, 식용 구가 따로 있다는 것은 구차한 변명일 뿐이다.

동남아시아는 여러 나라에서 서양인들의 관심(감시?) 밖에서 개를 먹고 있는 것 같다. 베트남인들은 프랑스 식민지 생활을 오래 했지만 개고기 먹는 것을 매우 좋아한다. 대도시 길거리에도 개고기 식당 간판(Thit cho)이 즐비하다. 개고기를 먹는 방법으로는 보통 일곱 가지가 있다고 한다. 부위별로 삶거나 쪄서 내오고 국물은 없으며 내장도 같이 먹는다. 중국 사람도 개고기를 먹는 것으로 알고 있지만 대도시 길거리에서 개고기 식당은 잘 안보인다. 그런데 AD 240년 경에 왕필(王弼)이 쓴 책 『노자주(老子註)』에 이런 글이 적혀 있다. "개라는 동물이 사람을 위해 생긴 것이 아닌데도 불구하고 사람은 개를 먹는다(불위인생구 이인식구: 不爲人生狗 而人食狗)". 이 말의 뜻풀이는 생략하고 이 글에 의하면 1,800년 전에 중국 사람은 이미 개를 먹고 있었다. 그런데 여기에도 '견'이 아니고 '구' 다.

우리나라 보신탕집에 가면 서양인들을 심심찮게 본다. 그들도 맛을 들인 사람은 매우 즐긴다는 뜻이다. 프랑스 여배우 브리짓드 바르도가 한국 사람이 개고기를 먹는 것을 지적하며 논란을 일으키고 있지만, 프랑스 학생 단체가 와서 보신탕을 먹어보고 맛있다고 평하고 간 사실에는 무어라 할지 모르겠다. 모피 코트 입는 사람 따로, 동물보호 누드 시위하는 사람 따로의 문화와 같은 것 아닐까. 심지어는 영국에서 박지성 선수에 대한 응원가가 '개고기 송' 이라하지 않는가. "너희 나라에서는 개고기를 먹을지라도 쥐 잡아먹는 (……) 놈들보단 나아"라던가…….

보신탕이라는 말을 보자. 개고기가 보신이 되는가? '보신' 은 동양 의학에서 사용하는 말로서 다른 먹거리보다 특히 몸에 더 좋다는 뜻이다. 그러나 어떻게 좋다는 것인지 보신이라는 말의 구체성이 없다. 서양 의학에는 그런 말이 없다. 단백질이면 단백질이고 비타민이면 비타민이다. 여름에 땀을 많이 흘리고 지치니까 먹으면 보신이 된다는 말은, 과거 냉장고가 없었을 때 살코기를 상하지 않고 저장하기 힘든 여름에 잘 섭취하지 못하던 동물성 단백질을 섭취할 수 있어서 몸에 좋게 된다는 뜻이 아닐까?

환자에게 좋다는 것도 비슷한 상황이라고 생각된다. 만성 소모성 질환인 결핵 환자에게 지속적인 영양 공급으로 저항력을 증대시키기 위하여, 동물성 단백질로서 집에서 쉽게 구할 수 있는 개고기를 사용한 것이 시초가 아닐까 한다. 그래서 민간에서는 폐와 관련된 질환에서 개고기를 선호한다. 따라서 폐암 환자도 너나없이 개고기를 먹는다.

영양학적인 보신만으로 하면 닭도 있고 오리도 있고, 소고기나 돼지고기도 돈이 문제이지 고단백 고칼로리로 얼마든지 보신이 된다. 그러나 고아 버리면 뜻이 달라진다. 고을 때는 뼈에서 우러나는 것이 있을 테지만, 살코기를 고면 열에 약한 단백질이 많이 손상된다. 나아가서 소위 개소주라는 것은 정말 말이 안 된다. 단백식도 아니고 약재까지 넣으니 이 것은 한약으로 분류해야 한다.

식품영양학적으로 개고기가 다른 육식에 비해 더 좋다는 점이 증명된 것은 없다. 그러나 돼지비계나 소고기의 차게 하면 굳어 버리는 기름 같은 것이 개고기에는 없기 때문에 장기간 먹어도 만성질환과 관계가 적다는 것이 좋은 점이라고 할 수 있다. 암환자는 치료 중에 식욕이 떨어지므로 육식을 잘하기 힘들다. 그러므로 개고기를 먹을 수 있다면 선택의 폭이 넓어지므로 단백질 섭취의 기회가 될 수 있다.

개고기 예찬론은 아니다. 단지 먹는 사람이 전혀 줄어들고 있지 않은 상황에서 구육에 대한 관리가 제도권을 벗어나 있으므로 국민 건강을 해칠 가능성을 내팽개쳐 두고 있는 점이 문제라는 것이다. 중국산 수입 구육이 대부분을 차지하고 있는 요즈음, 다른 식품에 대해서는 안전 문제가 매일처럼 신문에 대서특필되고 있지만, 국가적 수치라는 이상한 논리로 안전조치의 엄청난 방치가 자행되고 있는 것을 바라만 보고 있다.

근대 중국역사의 큰 획을 그은 북양대신 리홍장이 영국 빅토리아 여왕을 만났을 때, 여왕이 지난번 보내준 왕실 애완견은 잘 거둬 두고 있느냐고 물었다. 그러자 리홍장은 손가락으로 자기 배를 쿡쿡 찔렀다는 것이다. 이미 뱃속에서 소화가 다 되었다는 얘기였다. 이정도의 배짱을 가지고 있어야지, 왜 먹으면서 외국 눈치에 쭈뼛쭈뼛하며 보신탕집 문을 여는가 말이다.

그리고 옛날의 '개장국 집'이라는 이름을 살리자. 보신탕이니 영양탕이니 사철탕이니, 어디서 온, 무슨 근거의 이름인가?

술 이야기

"팔이 안으로 굽게 되어 있는 이유는 술잔을 입으로 가져가기 위함이다." 이것은 옛 고전에 많이 인용되는 이야기이다. 이미 대세(팔이 안으로 굽어 있는)가 정해져 있으므로 더 어쩔 수 없이 이를 따라야 한다는 사실을 받아들이라는 뜻인데, 하필 술잔을 미화하여 우회적으로 표현한 것이다. 이는 수많은 술 예찬론 중의 하나이다. 예나 이제나 술 마시는 사람들의 술 예찬은 한계가 없다.

한 세대 전의 주신(酒神) 수주(樹州 卞榮魯)가 쓴 다섯 살 때 이야기. '술이 먹고 싶어 도음(盜飮)하기로 결의하고 천야만야 높은 술독에 책상, 궤짝 할 것 없이 포개어 놓고 기어오르다가 쾅 쓰러져 죽는다고 호곡하는 바람에, 어머니가 곡절을 아시고 그 독으로부터 표주박에 술을 가득 담아 주어 도주(盜酒)가 급주(給酒)가 되었다' 는 전설. 그의 술에 얽힌 기행은 문주반생기인 『명정 40년(酩酊 40年)』에 가득 적어 놓았다.

한 세기 전의 주선(酒仙) 송강(松江 鄭澈)은 그의 꽃 같은 작품 속에 술이라는 단어를 바로 직접 사용하여 수많은 시조와 가사를 남긴, 그야말로 신선이다. 그의 술 예찬은 유명한 장진주사(將進酒辭) "한잔 먹새근여 또 한잔 먹새근여 곳것거 算노코 無盡無盡 먹새근여 이 몸 주근 後면……뉘 한잔 먹쟈 할고……"에서 절정을 이룬다.

재 너머 성 권농 집에 술 익단 말 어제 듣고
누운 소 발로 박차 언치 놓아 지즐 타고
아희야 네 권농 게시냐 정좌수 왔다 하여라

　수주와 송강은 시대적으로 300년의 차이가 있지만, 술을 문학으로 승화시킨 우리나라 역사상 최고의 인물이라는 점에서 함께 분류된다. 수주는 공초, 횡보 등과 함께 대낮에 대취한 후 소나기를 맞으며 옷은 찢어 버리고, 소를 타고 명륜동 뒷산에서 혜화동으로 진입을 시도한 현실주의적 자연주의자였다. 송강은 신선들이 마신다는 술인 유하주(流霞酒)를 가득 부어 마시고 영웅이니 신선이니 만나 선계에서 노닐고(〈관동별곡〉), 북두칠성을 술잔으로 은하수를 술로 읊은 초현실주의적 도가적 자연주의자였다.

　송강이 한 말. "나의 기주(嗜酒)에는 네 가지 이유가 있는데, 그 하나는 세사에 대한 불평이요, 둘은 흥을 만남이고, 셋은 손님을 접대하는 것이며, 넷은 권하는 술을 거절하지 못함이라(不平, 遇興, 待客, 難拒人勸)." 이처럼 술의 미학은 초대와 권함에 있다. "남산 어디에 초당 지어 꽃, 달, 바위, 물을 두었지만 술조차 두어야 나를 오라 하거니"에서 보듯 초대하여 같이 마실 때 흥이 치솟는 것이다.

　울산에 사시는 나의 사촌형님은 집에 등나무를 키워 그늘을 만들고, 해마다 큰어머님이 술을 담가 주시면 그 술이 익을 때 친구들을 불러 달 아래서 취흥을 즐기곤 하셨다. 십년 이상 계속된 이 이벤트는 차츰 고정 포럼처럼 되어, 급기야는 이 포럼에 초대받는 것이 울산에서 그런 쪽으로 좀 한다 하는 사람들의 선망의 대상이 되는 모임으로 발전했다. 붕(朋)이 자원방래(自願訪來)한 것은 술을 나누어 마시기 위함이 아닌가(自遠方來가 아님).

　나의 선친은 정말 '애(愛)' 주가이셨다. 양의 많음이나 취함의 깊이는 도가 지나치지 않았지만 즐기는 분이셨다. 아버님이 술을 마실 때는 눈을 스르르 감으신다. 옆의 사람이 눈은 왜 감으시냐고 물으면, 술이 술잔에서 없어지는 것을 차마 바라보고 있을 수 없어서 눈을 감는다고 하신다.

독일인 환자가 있었다. 구강암으로 방사선 치료를 받는데, 한국인 부인이 면담 시간에 암환자가 자꾸 술을 마시니 좀 꾸짖어 달라고 부탁을 한다. 그래서 물었더니 남편의 말이, "맥주가 무슨 술이라고 그래?" 그런다. 참으로 독일 사람에게 맥주는 우리가 밥 먹을 때의 국과 같다. 소시지, 돼지고기 구운 것(Schinken), 감자, 그리고 맥주다. 이것이 주식이니 환자라고 말리기도 힘들다.

문제는 술이 건강에 좋은 점도 있고 나쁜 점도 있다는 것이다. 술에 견디는 사람과 못 먹는 사람 사이의 개인적 차이는 엄청나게 크다. 오랜 기간 술을 마시고도 괜찮던 사람도 탈이 나는 경우가 있다. 송강 정철도 탈이 나서 몇 년간 술을 끊으면서 쓴 시가 있다.

술의 좋은 점은 식사와 겸할 때 소화를 돕는다는 것이다. 서양식 식사에서 아페리티프(aperitif)는 위와 장의 혈행을 증가시켜, 식욕을 증진하고 소화액 분비를 촉진하며 소화 흡수를 돕는다. 와인은 항산화제가 많아서 매일 조금씩 마시면 암 발생을 막아 준다. 알코올은 피 속의 콜레스테롤 중 고 비중 지방단백(HDL; 소위 좋은 콜레스테롤)의 비중(양)을 증가시켜 혈액 응고를 막고 혈행을 부드럽게 하여 심근경색이나 뇌경색 등을 막아 준다. 알코올은 말초 혈관을 확장하므로 얼굴이 붉어지는 원인이 되지만, 그 때문에 피가 말초 혈관으로 모이니 술 마신 직후에는 혈압이 내려간다. 당뇨에는 알코올이 직접 관계하는 바가 없다.

알코올은 장에서 흡수되어 간으로 가기 때문에 간을 직접 자극하여 간질환을 유발할 수 있다. 알코올 중독증인 환자의 대부분에서 간경화증이 오는 이유이다. 위에서 위벽을 자극하여 위벽에 염증을 일으키게 되면, 위산이 보호막이 뚫린 위벽을 파먹어 위궤양이 된다. 알코올이 직접 위암의 발암 물질이라는 학술적 증거는 없다. 따라서 알코올 중독자에게서 위암이 특별히 많이 발견되지는 않는다. 위스키를 지속적으로 많이 마시는 사람에게서 식도암이 많이 발견되는데, 이것은 알코올 때문인지 위스키의 다른 성분 때문인지 밝혀져 있지 않다.

술을 매일 마실 때 알코올이 간을 중심으로 건강에 손상을 가할 수 있는 한도의 양은 하루 25g이라 한다. 25g이 되려면 마시는 술의 양에 도수(%)를 곱하면 된다. 소주가 19도라면 (25g/0.19%=132ml), 즉 일반적인 유리 소주잔으로 두 잔이다. 40도 양주면 한 잔, 맥주는 500cc 한 잔, 와인은 와인글라스에 1/3의 양으로 한 잔이다. 이 양은 음주운전 측정에서 혈중 농도 0.05% 이하여야 하는 것과 일치한다. 모든 데에 철저한 독일인은 파는 유리 맥주잔에 미리 금을 그어 몇 ml라고 인쇄해 놓고 있어, 그 날 몇 ml를 마셨는지 정확히 알 수 있다.

그러나 무엇보다도 중요한 것은 정신 건강이다. 매일같이 술을 먹는다는 100세 이상 장수 노인들은 술을 먹어서 장수하는 것보다 술을 먹을 수 있는 건강이 유지되고 있다는 뜻일 것이다. 달을 따라 호수 속으로 들어가지만 않는다면 말이다.

제 2 장

고전과 역사의 가르침

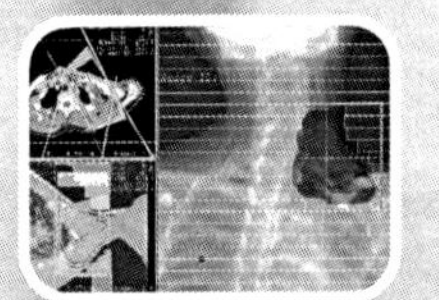 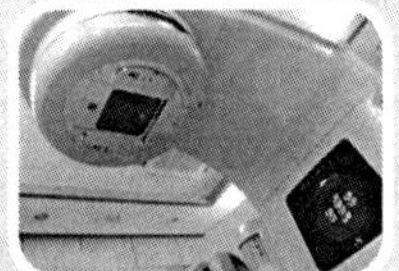 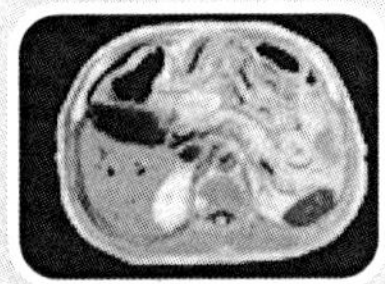

암 전문의사 류성렬 박사가 들려주는 건강비법의 허와 실

9988하게 사는 법

안다는 것

우리가 안다는 것이 때로는 모호해서 앎의 한계에 부닥치는 때가 많다. 특히 진리를 탐구하는 과학에서 그런 일이 많이 일어난다. 안다고 자랑할 일도 아니고 지금 모른다고 아쉬워할 일도 아니다. 고사(古辭) 한 편을 인용해 본다.

『장자』의 '추수(秋水)' 편에는 보통 "호량지상(濠梁之上)"이라고 불리는, 다음과 같은 장자와 혜자의 유명한 대화가 실려 있다.

장자와 혜자가 해자호수의 다리 위를 거닐 때 장자가 "저 작은 잉어들 한가로이 놀고 있는 것을 보게. 저것이야말로 저 잉어의 즐거움이 아니겠는가?"라고 말하였다. 이때 혜자가 잽싸게 물었다. "그대는 물고기가 아닌데 어찌 물고기의 즐거움을 아는가?" 그러자 장자가 답하였다. "그대는 내가 아닌데 어떻게 내가 물고기의 즐거움을 모르는 줄 아는가?" 혜자가 말하기를 "나는 그대가 아니니 내가 그대를 알 수는 없지. 하지만 마찬가지로 그대가 물고기가 아닌 것은 분명하지 않은가. 그러므로 그대도 역시 물고기의 즐거움을 모를 것이 아닌가?" 그러자 장자는 "자, 처음 우리 이야기로 돌아가세. 그대는 내가 어떻게 물고기의 즐거움을 아는가? 하고 물었다. 그대의 묻는 말은 곧 내가 물고기의 즐거움을 안다는 것을 알고 물은 것이야. 내가 안 것은 바로 이 다리 위에서 내 감각으로 알았다네."

논리적으로는 (장자를 긁어내려 보려고 시도하는) 혜자의 말이 옳다.

그러나 장자는 이 다리 위에서 알았다는 말을 함으로써 앎에 대한 초월적 언어를 표현했다. 아는 것일 수도 있고 모르는 것일 수도 있고, 지금 아는 것이 다음에는 모르는 것일 수도 있다. 아는 것은 지금 이 순간만의 일일 뿐이다. 그러한 것은 논리적으로 설명되는 것이 아니다. 형식상의 논리에만 치우치다 보면 참된 인식이 이루어지지 않게 된다.

암 연구를 하는 생물학, 생화학, 약학, 의학계의 학자들이 심혈을 기울여 연구한 결과를 발표한 논문을 매스컴에서 인용할 때는, 매우 심대한 발견을 한 것으로 보도되고, 독자는 그것을 암이 바로 정복되는 것이라고 착각하는 경우가 많다. 그게 아니라도 특별한 치료 방법을 개발하면 모든 암이 그 방법으로 치료되는 것처럼 여기고 환자들이 문의해 온다. 학자들의 그러한 연구 결과는 틀린 것이 아니지만, 그 해당 사항에서만 가능한 이야기이지 모든 것에 일률적으로 통하는 것은 아님을 알아야 한다. 그야말로 안다는 것은 오묘한 것이고 오히려 모호해진다.

때로 옛날에는 '이것이다' 라고 했던 진리가 지나고 보면 '그것이 아니다' 하고 바뀌기도 한다. 20여 년 전에 베타카로틴이 암 예방효과가 있다는 논문들이 많이 나왔다. 당근, 고추, 피망, 토마토 등 붉은색 계통의 식물에 많이 들어 있는 이 성분이 폐암 예방효과가 있다고 발표된 것이다. 이 연구는 아마 노벨상을 받는 계기가 되었을 것이다. 그때부터 식품을 이용하여 암을 예방할 수 있는 가능성을 연구하는 붐이 일었다. 그러나 지금은 베타카로틴이 대량 역학연구(코호트 스터디)에 의해서 오히려 폐암 발생 가능성을 높인다는 학설이 대두되고 있다.

토마토의 라이코펜 성분이 전립선암을 예방한다고 알려져 있었으나, 지금은 전립선암과 전혀 관련이 없다고 본다. 일본 사람들은 녹차가 암을 예방한다고 그렇게 많이 떠들었는데, 차 속의 탄닌 성분이 DNA를 손상시키므로 위 건강에 좋지 않다는 설도 나오고 있다. 된장 속의 아플라

톡신이 암을 예방한다고 하기도 하고, 된장 속의 소금 성분과 발효 과정에 생기는 곰팡이의 일종이 암을 발생시킨다고 하기도 한다.

과학적 진리라도 한 가지를 안다는 것, 그것은 학설의 변화에 따라 또 달라지기 마련이다. 하물며 건강과 관련된 여러 가지 일들은 기계의 작동과 달리 눈앞에 확연히 드러나지 않기 때문에 하나의 조그마한 진리가 전부를 말할 수 없다. 따라서 그러한 학설들을 철저하게 믿고 따르는 것이 오히려 건강을 어떻게 끌고 갈지 모른다. 이것이 동양사상의 중용인지, 아니면 인체를 유지하는 호메오스타시스(homeostasis; 恒常性)로 인하여 다양성을 한 가지 학설로만 설명해서는 안 된다는 뜻인지, 갈수록 모르겠다.

새해 화두(話頭)

2008년 무자년 쥐띠의 새해가 밝았다. 해가 바뀌면 나이 어린 사람에게는 한 해가 보태지고, 나이 많은 사람에게는 한 해가 줄어든다. 그러나 보태지고 줄어드는 일에 상관없이 육신의 나이에 집착하지 않고, 시간에 구애받지 않고, 세월의 물결에 휩쓸리지 않는 것이 그 자신답게 사는 것이다.

1월 1일자 일간지에 실린 2008년에 예상되는 화두 중의 하나로서 '이기적인 노후의 등장'이 있었다. 50, 60대 노령층, 아무리 마음만은 아직 젊다고 주장하지만 생물학적으로는 분명 노인인 이 나이 세대가, 노령화 시대로 가면서 인구수도 증가하고 옛날처럼 뒷방물림이 되어 젊은이들에게 부담되는, 영화 "대부"에서 표현했듯이 경제적으로나 사회적(심지어 마피아 사업)으로 아들 세대에게 모두 물려주고 손자나 키우고 자녀의 부양을 받는 삶이 아니라, 사회 경제적으로 적극적으로 참여하고 일하며 생활하는 노인들이 많아질 것이라는 예측이다.

환갑을 넘긴 우리 세대의 시각으로는 당연한 것이지만, 현 세상의 중심이 되어 있는 세대들에게는 평범하고 보편적인 문제가 아니다. 어떤 리포트는 역삼각형 인구비례 구조에서 숫자가 적은 젊은이들이 숫자가 많은 노령층을 먹여 살려야 한다고 위협하기도 한다. 노인들이 일자리를 많이 가지는 것은 상대적으로 젊은이의 일자리를 줄일 수도 있다. 그러나 한편으로는 먹여 살려야 하는 부담감이 줄어들 수도 있다. 이러한 사회적 현상에 대하여 우리나라의 역사, 경제 발전 구도에서 전문가의 심도 있는 분석 연구가 이루어지고, 국가에서는 이에 근거하여 중장기 대책을 세워야 한다. 그래야만 '이기적 노후' 가 화합하고 이해되는 노령층으로 인식될 수 있다.

이 문제에 있어서 우리나라는 다른 나라와 다른 독특한 문화를 지니고 있다. 우리나라 사람들의 인식과 가족문화는 선진국에서처럼 오랜 시행착오를 거쳐 학습 경험에 의해 형성된 깊은 문명적 경험들의 결과로 이루어진 것 없이, 근세 수십 년 만에 국가 사회의 구조가 급격한 경제 발전을 하게 되면서 독특하게 자리 잡았다. 부모는 자식을 손아귀에 쥐고 싶어 하면서도 유교 문화의 잔재로 봉양도 받고 싶어 한다. 자식은 부모로부터 벗어나고자 하며 부모를 오로지 자기 삶을 위한 보조 도구로 삼으려 한다. 돈이 있으면 있는 대로 갈등이 생기고, 돈이 없으면 없어서 치유하기 힘든 상처가 생긴다. 우리는 못사는 나라에서 잘사는 나라가 되도록 만드는 데 모든 힘을 쏟는 동안 사회적, 도덕적, 철학적 인식구조를 아우르는 교육이 계획적이고 조직적으로 이루어지지 않았다.

해마다 새해가 되면 지난날들을 되돌아보고 새로운 계획과 다짐을 하곤 한다. 소위 온고이지신(溫故而知新)이다. 그러나 언제부터인가 미래에 대한 새로운 계획은 차츰 그 강도가 약해지고, 새로운 설계보다는 큰 무리 없이 안정적인 삶을 만족하는 쪽으로 변해감을 느낀다. 이것은 미래가 없기 때문이 아니라, 지금까지 이루어 놓은 것이 환갑이 지나면서 인생 곡선에 있어서의 가장 높은 고도에 왔음을 지각하기 때문일 것이다. 50대가 되었을 때 우리는 벌써 50이구나 하고 보통 탄식하는데, 50이 되니까 이제 모든 것을 이루어 완성 단계를 맞이했으니 얼마나 기쁜지 모르겠다고 하는 사람이 있어 감탄한 적이 있었다. 하물며 60대에 이르러서야.

온고이지신은 꽁꽁 얼어붙어 있던 옛것을 따뜻하게 녹이고 활성화시켜서 새로운 인생을 알고 만들어 간다는 뜻이겠다. 인생 60부터라면 지난 60년간 쌓아올린 자신의 모든 것을 가지고 이를 베풀면서, 가르치면서, 이끌면서 앞으로의 몇십 년을 살아가는 것이 맞다. 인생 계획을 새로 구축한다든지, 미래의 비전을 만든다든지, 자신의 발전을 기획, 실천한다든지 하는 것은 맞지 않다.

옛날에 읽은 글을 기억해 보면 이런 것도 있다. 60이면 이순(耳順)이다. 이순의 뜻은 여러 가지로 해석되지만, 보통은 '귀로 들으면 곧 모든 것에 통달한다', '아는 것이 저절로 얻어지는 경지에 이른다' 는 뜻으로 해석한다. 그러나 그냥 '귀가 순해진다', 즉 '어떤 소리를 들어도 모두 순화하여 역한 소리로 듣지 않고 감정의 동요가 없다' 는 뜻이 더 와 닿는다. 늙으면 원시가 되는 것은 가까이의 것은 이제 그만 보고 살라는 뜻이고, 귀가 어두워지는 것은 너무 많은 소소한 것들을 듣지 말라는 뜻이며, 기억이 둔화된다는 것은 나에게 상처로 남는 것, 세세한 감정적 기억들은 모두 잊어버리라는 뜻이라고 생각하자는 것이다.

　노자(老子)의 가르침에 '상선약수(上善若水)'가 있다. 물은 항상 낮은 데로 향하고 가장 아래에 머문다. 주어진 모양대로 차고 고인다. 그러나 움직이면 바위도 뚫을 수 있고, 저 높은 데(하늘, 구름)로도 올라간다. 그러므로 가장 좋은 것(上善)은 물처럼 하는 것이다(若水). 이순의 나이에는 이미 차(盈) 있으므로 미래를 새롭게 설계하고 변화를 기대하는 세대는 아니다. 그러나 차 있다는 자각이 때로는 고집과 자만심과 우월감으로 노추(老醜)를 보일 수도 있다. 그럴수록 스스로를 억누르고 낮추고 겸손하며 남을 존경하고 추켜세울 줄 아는 물의 이치와 같은 생활철학에 대한 깨달음이 있어야 하지 않을까.

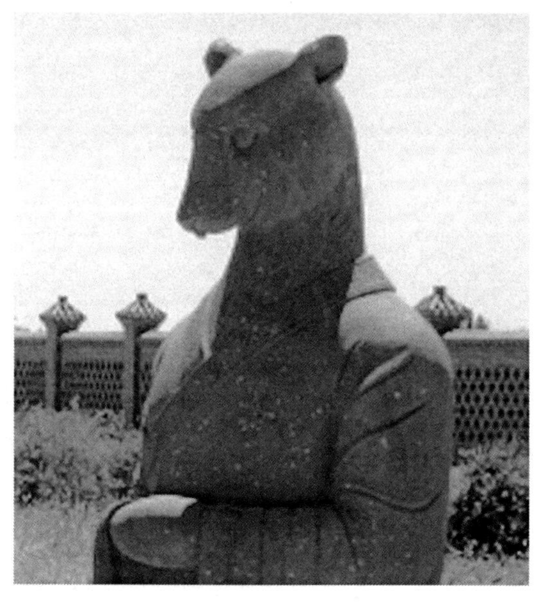

허기심(虛基心)

　허기심은 노자 『도덕경』에 나오는 말이다. 노자의 가르침의 핵심을 세 가지로 요약하면 비움(虛), 하지 않음(無爲: 만들어서 작위하지 않음), 그리고 자연(自然: 스스로 그러함)의 철학이다. 합치면 모든 우주 만물은 그대로의 격을 갖고 있으므로 스스로 그러한 대로 있어야 하지, 만들어서 억지로 해보려고 하지 말며, 욕심을 내어 더 움켜쥐지 말고, 버리고 비우라는 것이다. 속된 말로 마음을 비우라고 하는 뜻이다. 그러나 마음을 비운다는 것이 얼마나 힘들고 어려운 일인가?

　비움의 철학은 우리가 잘 아는 다른 말에도 있다. 잔에 물이 반밖에 안 남았네(채우고 싶은 욕망) 할 것인가와 아직 반이나 남아 있네(비움의 여유) 할 것인가이다. 가지고 있으면서 더 채우려는 것은 그만둠만 못하다(持而盈之 不如基已). 칼을 갈고 갈아 더 예리하게 하면 할수록 그 예리함을 오래 유지하지 못한다. 찰흙을 이겨 그릇을 만들매 가운데에 빈 무(無)가 있어 그릇으로서의 쓰임이 있다. 역도 선수가 신기록을 세우며 들어 올릴 때 그 무거움으로 인해 몸을 움직일 수도 다른 것을 잡을 수도 없다. 가벼운 것을 들고 있어야 다른 것을 더 들 수 있다.

　지식을 얻으려고 하는 사람(學者)은 지식을 더 채우려 하지만, 정신이 올바른 사람(道者)은 마음을 비우려 한다(爲學者日盈 爲道者日損). 그러므로 현인을 지혜가 많다고 숭상하지 마라(不尙賢). 마음을 비우고(虛基心) 배를 채우라(實基腹: 자연으로서의 육신을 든든히 하라). 흔들리기 쉬운 뜻이나 의지는 약하게 하라(弱基志) 육신의 근간을 단단하게 하라(强基骨). 즉 지혜의 힘을 믿고 안다는 것에만 충실하려 하면, 그로 인해 만들어지는 의지는 단단한 육신의 바탕 없이는 외세와 환경에 이리저리 흔들리는 한때의 뜻일 뿐이다.

그러므로 도(道: 진리, 삶의 근본)는 비움에 있다(道沖). 날카로운 것을 무디게 하고(挫基銳) 얽힌 것을 푼다(解基紛). 일본의 문화는 칼의 문화이다. 칼을 들고 바로 진검 승부를 일대일로 벌인다. 무리를 만들고 서로 다투고 반대파를 몰아붙이는(붕당, 당쟁) 집단 문화와 다르다. 그래서 좋은 칼, 예리하게 잘 베이는 칼을 만드는 유명한 장인이 많다. 천하의 명검을 만드는 우수한 장인은 보검을 만들 때 숫돌에 갈고 갈아 예리한 날을 서게 한 후, 제일 마지막에는 엄지와 검지로 날을 잡고 피부의 힘으로 날끝을 세웠다고 한다. 손가락 끝의 피부로 닦아내어 세운 칼의 날카로움이란 그 날카로움을 유지하기가 여간한 일이 아니다. 한 번만 베고 나도 벌써 무뎌진다.

노자의 무위(하지 않음)는 억지로 꾸미지 않는 행위이다. 자연 그대로 스스로 그러한 것, 생각도 고려함도 없는 행위이다. 따라서 아무것도 안 하는 것이 아니라, 오히려 능동적으로 함을 말한다. 하되 진리와 옳음과 아름다움을 위해서 하라는 것이다. 개인적인 욕망을 배제하면서 더욱 적극적으로 노력하라는 뜻이다.

그래서 강조하는 말은 '무위를 하라(爲無爲)'이다. 무위의 반대는 유위(有爲)가 된다. 비움의 철학으로 보면 무위가 비움이고, 유위가 채우려는 의지이다. 유위는 허(虛)가 없는 것이다. 마음을 채우려 하는 것이 유위이고, 마음을 비우는 것이 무위이다.

우주 만물은 형체와 구성의 질서가 흐트러지는 쪽으로 간다는 엔트로피 열역학 법칙이 있다. 주전자에 물을 끓인 후 그대로 두면 시간이 흐름에 따라 온도가 낮은 쪽으로 흐트러진다. 소금 덩이를 물에 넣으면 스르르 녹아서 그 용기의 물 전체와 섞여 버린다. 이것을 엔트로피가 증가하는 것이라고 하는데(열역학 제 2법칙), 엔트로피가 증가하면 에너지는 감소한다. 불은 건조한 쪽으로 가고, 다 태우고 나면 재로 사라진다. 생명은 노화되어 에너지를 잃고 죽음으로 간다. 그런데 무위, 즉 비움의 행위는 엔트로피가 감소하는 쪽으로, 즉 에너지가 증가하는 쪽으로 역행하는 것이다. 엔트로피가 증가하지 않도록 하는 것은 따라서 자연의 역행이 아니라 생명의 에너지를 얻는 행위이다. 물이 끓는 쪽, 소금이 더 엉기는 쪽, 불이 다시 타오르는 쪽이, 사람이 늙어 죽는 쪽이 아니라 젊음의 에너지를 얻는 쪽이 된다.

2008년 10월 중순, 평소 산행을 즐기는 친구들의 도움으로 설악산 공룡능선을 1박 2일로 탔다. 주위 사람들은 부상이라도 입거나 최소한 산행 중에 동행인을 괴롭힐까봐 나를 말렸지만, 같이 가자고 나서준 친구들이 워낙 산신령들인지라 믿고 따라나섰다. 결과적으로 성공했는데, 그때의 감격은 잊을 수 없다. 옛날 강릉에 살 때 설악산을 넘어온 사람들이 어려움으로 조난에 가까운 피해들을 입었다는 이야기를 하는 것을 많이 들었기 때문에 사뭇 긴장했었다. 아니나 다를까. 대청봉이나 지리산 천왕봉은 계속 올라갔다가 정상에 서면 그 후로는 내리막이기 때문에 더 힘들지는 않은데, 공룡은 가파르게 오르기를 2, 30분 한 후 고개 위에서 앞을 내다보면 마치 거대한 병풍처럼 까마득히 내려갔다가 다시 그만큼 올라가는 오솔길이 가물가물 보인다. 그야말로 공룡의 등을 타는 것과 같다.

이러한 산행에서 빨리 가겠다고 욕심을 내든지 시간에 쫓겨 무리한 진행을 하든지 하면, 즉 페이스가 도를 넘어서면 실패한다. 산의 경외로움이 거기에 있는 것 같다. 도봉산에서 내려오다가도 무심과 자신감으로 발목을 삔 일이 한두 번이 아니다. 우리의 삶 또한 무리하지 말고 욕심내지 말아야 함이 마찬가지이다.

최근 건강에 폭탄을 맞은 주위의 여러 사람들을 보았다. 때로는 그 중 자신의 건강과 생활 패턴에 비움의 철학을 외면하고 솟구치는 마음과 칼날 같은 예리함으로 살아온 분들이 있다. 그렇지 않게 살았으면 그렇게 안 될 수도 있지 않았나 하는 아쉬움을 느끼게 하는 경우가 적지 않다. 마음 씀의 욕심과 예리함은 엔트로피가 증가하는 쪽으로 가게 되므로 에너지의 손실이 오고 노화, 암, 만성질환의 원인이 되는 신체적 조건이 유발된다.

2009년을 맞으면서 새해 화두로 허기심을 생각해 보았다. 미래학자들의 미래 예측들이 우울과 불안을 마구 안겨주고 있는 요즈음 첨단과학의 시대, 미래에 대한 불확실성의 시대를 이겨 버텨내자면 든든한 육신과 정신이 만들어져야 하는데, 노자의 허기심의 가르침은 그에 대비하는 효과가 있을 것으로 기대된다.

명의 편작(扁鵲)

천하의 명의로 알려진 편작에게는 같은 의사인 형님이 두 사람 있었다. 그런데 형들은 유명하지 않았다. 그 까닭에 대한 편작의 설명은 이렇다. "두 형님 모두 나보다 더 훌륭한 의사인데, 큰 형님은 환자가 병이 생기기도 전에 미리 원인을 제거해 주기 때문에 환자는 자기가 어떻게 치료했는지도 모른다. 둘째 형님은 환자의 병이 미미할 때 알아보고 치료에 들어가므로 역시 환자는 큰 병을 낫게 해주었다는 것을 모른다. 나는 병이 커진 후 비로소 알아보고 맥을 짚어보며, 진기한 약을 먹이고 살을 도려내는 수술을 하며 난리를 피워야 치료가 된다. 그러므로 환자가 나를 명의로 알고 소문이 난 것일 뿐이다.”

편작의 성명은 진월인(秦越人)으로 장상군(長桑君)에게 비전(秘傳)의 의서를 받아 공부하여 명의가 되었다. 그는 괵(虢) 나라(BC 655년 멸망) 태자의 급환을 고쳐 죽음에서 되살린 이후 죽은 사람도 살려낸다는 소문이 났던 사람이다. 중국 전국시대 사람으로 알려져 있으나, 그의 사적(史蹟)은 BC 7세기부터 BC 3세기까지 미치고 있다. 따라서 오늘날 전해지는 전기(傳記)는 여러 명의의 일화가 편작 한 사람에게 흡수되어 생긴 전설이라고 생각된다.

이 시기는 서방 세계에서는 로마 시절과 일치한다. 신관이 주술로 병을 치료해 주던 고대 시절을 벗어나 그리스인과 아랍인이 의사로 활동한 로마에서와 마찬가지로, 중국에서도 마술적인 무당에 의한 치료로부터 벗어나 경험적 지식을 의료에 응용하는 의(醫)가 분리, 확립된 시대에 해당한다. 그래서 편작의 전설은 직업인으로서의 의사의 존재가 확립된 시기로 생각되며, 나아가 우수한 의사가 우상화되기도 한 시절이었다고 볼 수 있다.

편작에 대한 여러 일화들은 사마천의 『사기(史記)』, 〈편작창공열전(扁鵲倉公列傳)〉에 기술되어 있는데, 그 기록들 중 의료와 관련한 글들은 2,000년이 지난 지금도 마음속에 깊이 와 닿는 명언들이어서 소개하고자 한다.

편작이 제나라 왕 환후(桓矦)를 만났을 때 그를 보고 이렇게 말했다.

“왕께서 주리(腠理: 피부, 땀구멍)에 병이 있어 치료 않으면 병이 깊어질 것입니다.”

환후는 "과인에게는 질병이 없소"라고 한 후 주위 사람에게 그를 잘난 체한다고 비난했다.

닷새 뒤 편작이 다시 왕을 뵙고

"왕께서 혈액에 병이 있어 치료 않으면 훨씬 깊어집니다."

"과인에게는 병이 없소."

또 닷새 뒤에

"장과 위 사이에 병이 있어 치료 않으면 더 깊이 들어갑니다."

"……."

또 닷새 뒤에는 멀리서 쳐다보기만 하고 그냥 물러났다.

환후가 사람을 시켜 이번에는 그냥 가는 까닭을 묻자 이렇게 대답했다.

"병이 주리에 있으면 고약으로 고칠 수 있고, 혈액에 있을 때는 침으로 치료할 수 있으며, 장과 위에 있을 때는 탕약으로 고칠 수 있는데, 골수까지 들어가면 더 이상 어쩔 수가 없습니다."

환후는 그로부터 닷새 뒤에 죽었다.

이상의 내용은 단지 의료 기술과 관련해서뿐 아니라 보편적인 격언으로서도 쓰이는 말이다. 良醫之治病也 攻之於腠理 此皆爭之於小者也 夫事之禍福亦有腠理之地 故曰聖人蚤從事焉. 좋은 의사가 병을 치료할 때 주리에서부터 공격한다. 이는 모두 작은 것에서 다툼이다. 일의 화복 또한 주리에 있으므로 성인은 일찍 이를 따른다고 말한다(일이 커지기 전에 도모한다).

"나는 죽은 사람을 살려내지는 못한다. 스스로 살 수 있는 사람을 일어날 수 있도록 한 것뿐이다."

"사람들이 걱정하는 것은 병이 많은 것이고, 의사들이 걱정하는 것은 병을 치료할 방법이 적은 것이다."

편작은 유명해지고 난 후 한단(주나라 지방 도시)을 지나갈 때, 그곳에서는 부인들을 귀하게 여긴다는 말을 듣고 부인과 의사가 되었고, 낙양(주나라 서울)을 지날 때는 주나라 사람들이 노인을 공경한다는 말을 듣고 눈병과 귓병, 중풍 등의 노인병 의사가 되었으며, 함양으로 들어올 때는 진나라 사람들이 어린이를 사랑한다는 말을 듣고 소아과 의사가 되어 각 지역 풍속에 맞추어 의료 과목을 바꾸었다.

"환자가 곡기를 잘 먹으면 죽을 날짜를 연장시킬 수 있고, 곡기를 잘 먹지 않으면 죽을 날짜를 앞당긴다."

"서툰 의사는 배우지 못한 것이 한 가지 있으니, 즉 사람과 질병에 따라 치료 방법이 다르다는 것을 배우지 않아 의학 서적에 나와 있는 문장의 의미와 실제 질병에서의 음양 관계를 제대로 보지 못하는 미숙함이 그것이다."

진나라 태의령(의사로서의 관직 이름) 이혜(李醯)는 자신의 의술이 편작만 못함을 알고 사람을 보내 편작을 찔러 죽였다.

사마천은 〈편작열전〉의 마지막에 이렇게 평을 써두었다. "여자는 아름답든 못생겼든 궁궐 안에 있기만 하면 질투를 받고, 선비는 어질든 어리석든 조정에 들어가기만 하면 의심을 받는다. 그래서 편작은 뛰어난 의술 때문에 화를 입었고, 노자도 '아름답고 좋은 것은 상서롭지 못한 그릇이다' 하였다."

2,000년 전의 생활상, 사람들끼리의 치열한 부대낌이 지금과 하나도 다르지 않으니 우리 인간을 생각하는 마음의 무게가 한결 무거워진다.

한국 불교와 무속

한국에서 가장 신도가 많은 종교는 불교이다. 통일신라를 거쳐 고려는 완전한 불교 국가였으니 조선이 없었다면 스리랑카나 버마처럼 지금도 국민 거의 전부가 불교신자인 나라가 되었을 것이다. 조선 시대는 숭유억불 정책으로, 나라의 틀은 유교사상으로 지탱하면서 불교는 억제를 했다. 중은 사농공상보다도 더 아래 계급이었고, 절은 산속 깊이 쫓겨 들어갔다.

그러나 종교로서의 불교는 전혀 사라지지도 않았고 위축되지도 않았다. 오히려 서산대사, 사명대사와 같은 위대한 명승을 배출했다. 왕실에서도 임금은 드러내 놓고 불교를 믿지 않았지만, 불교에 귀의한 왕비는 많았다. 왕비가 그러하였으니 궁녀들은 말할 것도 없을 것이다. 궁 안에 불단을 지어 놓기도 했다. 왜란과 호란의 전쟁에도 승려들이 목숨을 걸고 싸웠다.

옛날 일들은 기록에 의해서 알지만, 우리가 직접 만나본 옛날 사람은 우리 할머니들이다. 옛 사람들은 어떻게 살았을까 하는 의문에 답해줄, 눈으로 보고 접한 실제의 예이다. 나의 외할머니는 1880년 전후에 태어난 사람이다. 나라가 피폐해질 대로 피폐해져 결국 망하게 되는 과정을 직접 경험한 사람이다. 그때의 우리나라 백성들은 어떻게 살았을까? 보릿고개에 굶어죽을 정도의 상태에서 북간도로 하와이로 간 사람들은 그래도 나은 편이다.

삶이 어려우면 당연히 종교의 힘을 빌게 된다. 외할머니는 정식 불교 신자는 아니었으나 생활 속에 불교적 요소가 많음을 볼 수 있었다. 그 시절의 모든 여성들이 그랬지만, 살기 힘들 때 한숨과 함께 "관세음보살…" 하고 내뱉는다. 절을 정기적으로 찾거나 불경을 읽는다든지, 시주를 하고 스님의 강론을 듣는 종교생활이 아닌데, 항상 부처님을 떠올리며 생활한다. 방안에 펼쳐 둔 병풍은 〈마하반야바라밀다심경〉을 서예로 쓴 것이었다.

외할머니는 때로 대접에 찬물 한 그릇 작은 상 위에 떠놓고 촛불을 켜고는 두 손을 비비면서 절을 수없이 하곤 하셨다. 막내 동생이 태어났을 때였다. 아마도 삼신할머니에게 아들을 보내주신 것을 감사한 기도였으리라. 삼신할머니는 산신(産神) 할머니에서 유래했고, 이는 산신(山神)에서 기원하였을 것이다. 불교와 토속신앙을 함께 보여주는 사례이다.

무당이나 점치는 사람이 만들어 놓은 신단은 상당히 불교적 구조를 가지고 있음을 본다. 절에 있을 법한 불상을 제단 위에 모셔 둔다. 서낭당을 직접 본 적은 없지만 사진에서 보면 절과 흡사하다. 크기만 작을 뿐이다. 좀더 알고 보니 우리나라 사찰의 구조는 대웅전이 가운데 있지만 반드시 산신각이 그 뒤쪽 언덕 위에 있다.

산신각은 산신에게 제사를 지내는 곳이다. 순수 불교에는 없는 개념이다. 산신에게 제를 지내기 위한 행위가 불교 사찰 내에 존재한다는 것이다. 불교에 없는 신과의 접촉이다. 우리나라의 사찰에만 있는 것이다. 일주문은 솟대에서 유래한 것이다. 일주문이 일본으로 가면 도리이가 된다. 도리이는 새를 뜻한다. 솟대는 새를 상징한다.

요즈음의 무속인은 평상복을 입을 때 스님의 복장과 비슷하게 입곤 한다. 우리나라 전래 동화나 소설에는 탁발승이 시주를 받고 그 집 아이의 미래를 점쳐주는 장면이 많이 나온다. 우리나라 사람들은 특히 종교를 기복 신앙적으로 믿는 경향이 심하다. 그래서인지 길흉화복을 절에 가서 빌거나 스님이 미래를 예언한다는 개념이 뚜렷하다.

다시 말하면 한국 불교는 예전부터 토속신앙과 함께한다는 것이다. 밀접한 관계가 아니라 서로 섞여 녹아들어 있다. 그 유래가 궁금하다. 단순히 무속행위만 관계되어 있는 것이 아니다.

조선의 개국공신 중 류만수 대감은 고려 말 불교가 황폐해지고 무속화한 것을 개혁하기 위해 불교를 탄압하는 데 중심 인물이었다. 그 결과 절과 중들이 산으로 쫓겨 들어갔고, 그 후 류만수 대감은 무당의 원수가 되었다. 그렇지만 아무리 새로운 나라를 세워 통치수단으로서 개혁적인 주자학을 새 이념으로 정하였다 하더라도, 종교로서 불교는 얼마든지 가치 있는 철학이고 도덕이며 삶의 지표가 되는 것 아닌가? 즉 불교나 스님이 류만수 대감과 원수가 된 것이 아니라 무당이나 무속인과 원수된 것이다. 그런데도 같이 탄압받은 것을 보면 불교와 토속신앙이 얼마나 근접해 있었는지를 유추해 볼 수 있다. 그 시절의 행태는 거의 같은 취급을 받지 않았을까 생각된다.

고려 불교에 대해서 나는 잘 모른다. 국교로 정하여 대장경을 만들고 고승을 국가 스님으로 모시는 등 불교 지상 정책이었고 불교가 꽃을 피웠으니 비평을 가할 것도 없다. 그런데 신라가 망할 때의 궁예를 보면 자기 스스로 미륵이라 칭하고 중 행세를 하면서 불교적 신앙을 정치에 활용했다. 그런데 그의 행위는 상당히 샤먼적인 요소가 많았다.

이렇게 불교와 토속신앙이 접합되어 있는 데는 그 근거가 있다. 우리나라 고대사와 관련된 문헌들을 보면 이해가 된다. 우리나라에 불교가 전파된 것은 고구려와 백제가 번창하던 서기 300년대 후반이다. 소위 아도화상이나 마라난타 태자 등에 의한 전파다. 그리고 고구려와 백제는 불교를 쉽게 받아들였다. 이미 중국과의 교류가 활발하여 모든 문물을 받아들이고 있었기 때문이다.

그런데 신라는 고구려와 백제라는 장벽에 의해 중국과의 소통이 제한

되어 있어 모든 문물은 고구려를 거쳐 소화가 된 후 신라로 넘어왔다. 그리하여 신라에 불교가 본격적으로 전래된 때는 그보다 100년 뒤인 400년대 후반이다. 그때도 금방 국가의 공인은 받지 못했다. 왜 신라는 불교를 받아들이는 데 어려움이 있었을까?

신라에는 훨씬 오래 전부터 토속신앙이 있어왔기 때문이다. 주로 산신이나 천신이다. 마치 로마가 기독교 이전에 토속신앙이 있어 거대한 신전을 짓고 제사장이 국가의 대사 때 신전에서 제사를 지내던 것과 같다. 줄리어스 시저도 제사장 출신이다. 신라도 같은 형태의 거국적인 토속신앙과 천신, 산신, 마을신 등을 모셨다. 실제 제사를 지낸 장소가 발견되고 화랑이 신관 역할을 했었다고 역사가들은 밝히고 있다. 울산 반구대 암각화는 거의 구석기 시대 때부터 신에게 제사를 지낸 곳일 것으로 짐작하고 있다. 경상도 일대에 이런 암각화가 여럿 있다.

이렇듯 백성들에게 강력한 정신적 지주로서 이미 형성된 토속신앙이 있는데, 그 속을 불교가 뚫고 들어오기란 쉽지 않았을 것이다. 결국 400년대 말 법흥왕 때 이차돈의 순교가 장엄한 횃불이 되고, 그 후 진흥왕 대에 와서 국가 공인을 받고서야 불교가 국교로 올라선 것이다. 그 와중에 대 타협이 있었을 것이고, 그로 인해 불교가 토속신앙과 서로 퓨전이 되는 과정이 이루어진 것이다. 화랑정신이 유불선(儒佛仙)으로 선은 토속신앙을 뜻한다. 최치원은 풍월도가 우리나라 고유의 신앙을 뜻함을 설파하였다. 화랑도는 그 당시 동아시아의 유일하고 독특한 청년 교육 시스템이었다.

이차돈의 순교는 이차돈이 토속신앙의 근거지인 천경림에 절을 건립하려 한 데 대한 반발로 일어난 사건이다. 토속신앙과 불교의 충돌이 물리적으로 표출된 사건이다. 이차돈은 충격요법으로 오히려 토속 신에게 제사를 지내는 장소에 절을 지으려 한 것이다. 그것이 기존 세력의 강력한 반발을 일으켜 순교할 수밖에 없게 된다. 그런데 목을 치니 우윳빛 피가 솟아올랐다는 종교적 퍼포먼스로 불교 토착화의 성공을 암시한다. 토속신앙이 팽배한 로마에서도 무수한 순교가 이루어진 후, 예수 이후 300년 이상 지나서야 기독교 공인이 이루어졌다.

우리나라 토속신앙이 지금의 무속인들이 하는 무당의 굿거리와 같다는 말은 아니다. 산신과 천신에 제사를 지내는 신라인들의 마음속에 정신적 DNA로 존재한 그 무엇이 지금의 한국인의 정신적 DNA로 진화되어, 현재에는 불교의 토속신앙적인, 즉 한국적인 요소로 살아남아 있는 것으로 이해해야 한다고 생각한다. 일본의 불교는 신도(神道)와 결합하지 않았는가.

우리 불교가 중국 불교나 일본 불교와 다른 점이 그것이다.

화광동진(和光同塵)

일전 재벌가에서 아들이 얻어맞았다고 아버지인 총수가 달려가 집단 폭행으로 복수를 한 사건에 대한 재판이 있었다. 이 재판 판결문에 "피고는 화광동진의 뜻을 잘 새겨서 앞으로 근신하라"고 한 문구가 회자된 적이 있다. '화광동진'은 불교 용어로서 '모든 것에서 꼭 같이 동일하고 두드러지지 않게'라는 뜻으로 쓰인다. 일대 조폭영화 같은 집단폭행을 휘두른 재벌 총수의 행적에 화광동진이라는 불교의 가르침이 충고가 될 것인가는 다른 문제라고 본다. 그 사람이 불교신자였던가? 아니면 판사가 불교신자인가 보다.

두산대백과사전에 적혀 있는 화광동진은 '빛을 부드럽게 하여 속세의 티끌에 같이한다는 뜻으로, 자기의 지덕(智德)과 재기(才氣)를 감추고 세속을 따름을 이르는 말. 또는 부처가 중생을 구제하기 위하여 그 본색을 숨기고 인간계(人間界)에 나타남을 이르는 말'이라고 되어 있다. 따라서 자신의 잘남을 드러내지 말고, 또는 숨기고 일반화하여 세속을 따르고 그렇게 살아야 한다는 것이다. 아들에 대한 복수로 폭력을 휘두르는 사람이 지덕과 재기가 있기나 하였던 것일까 다시 생각해 보아야 할 문제다.

화광동진은 불교의 가르침 중에서도 매우 자주 쓰이는 중요한 가르침이다. 그런데 이 말은 중국에서 불교가 전파된 시기를 거슬러 올라가서 노자의 가르침, 즉 노자의 『도덕경』에 나오는 말이다. 노자 시대는 불교보다 수백년 이상 앞서는데, 불교 이전의 가르침을 다시 불교에서 받아서 쓰고 있음은 매우 흥미로운 점이다. 이 점은 동양의 사상 체계에서 매우 중요한 사실이다. 즉 불교의 경전에서 쓰는 용어나 만들어진 가르침의 표현들이 불교가 탄생한 석가모니 시절보다 수백 년 전인 노자나 공자, 맹자의 가르침에서의 표현들을 인용하고 있다는 말이다.

불교는 인도에서 탄생한, 조금 더 서양적인 문명을 배경으로 하고 있다(서양인들은 불교나 유교를 혼동하고 있지만). 이 불교가 서역을 통해 중국에 전파된 것은 실크로드가 뚫리고 난 이후이니 서력기원 후의 일이다. 그런데 이 이민족의 문명을 기본 골격으로 하고 있는 불교가 중국인에게 전해지면서 그 종교적 사상은 엄청난 효과를 발휘하며 중국인에게 (또는 동아시아인에게) 전파, 파급된 것이다. 그런데 중국은 이미 수백년 전부터 공자, 맹자로 이어지는 정치 사회적인 국가사상과 노자, 장자로 이어지는 인간 본연의 사상이 매우 수준 높은 인간 존재의 사상으로 찬란히 꽃 피우고 있었다.

돌이켜 보면 역사상 한 거대 문명이 다른 거대 문명에 영향을 끼치고 화합되고 융화된 사실이 따로 더 없다. 오히려 이슬람과 기독교처럼 서로 대립되어 상호 멸망시키고자 하는 예가 대부분이다. 조로아스터교니 잉카 문명 등은 그런 방식으로 사라져 버렸다. 그런 대결에서 한 쪽의 힘이 약하면 그대로 멸망, 흡수되어 버린다. 고대 이집트 문화가 그렇고 역사상 가장 넓은 지역을 점령했던 몽골 제국이 그러하다. 그러나 불교가 중국에 와서는 서로 대립하지 않고 멸망시키지도 않고, 마치 중국에서 탄생한 종교인 양 완전 중국화한 것이다. 오히려 탄생지인 인도에서는 쇠퇴해 버렸다. 나아가서 중국인은 선불교라는 독특하고 새로운 장르까지 개발하여 업그레이드시켰다.

그런데 인도로부터 산스크리트어(범어)로 전해진 불교 사상을 중국 민중에게 가르치려니 중국 고유의 한자어로 전달해야 했다. 그래서 가장 전달이 쉽고 이해가 빠르게 하기 위하여, 그들은 이미 자신의 문명으로 존재하고 있는 한자어로 표현하는 데 있어서 중국인들의 생활 속에 살아 있는 공맹과 노장 사상의 가르침에서 원용하게 되었던 것이다.

화광동진은 노자의 『도덕경』에는 '화기광 동기진(和基光 同基塵)'으로 표현되어 있다. 역시 같은 뜻으로 '빛이 전 세계의 만물에 고루고루 꼭 같이 (homogeneous) 비추고, 먼지가 앉으면 모든 사물의 표면에 고루고루 꼭 같은 두께로 앉는다' 라는 뜻이다. 그래서 두드러지지 않고 또한 모든 것에 꼭 같이 고루고루 항상 일률적이고 동일한 생각으로 행동하고 실행해야 한다는 뜻이다. 이 말을 불교의 가르침으로 변환한 것이 화광동진으로 축약된 것이다.

2,500년 전의 가르침의 본질은 만민 평등의 사상이고 무차별의 사상이다. 자기만 잘났다고 설치거나 내 것만 옳다고 소리소리 지르는 사람들에 대한 진실한 가르침이 2,500년 전부터 있어온 것이다.

놓치기 쉬운 암 상식

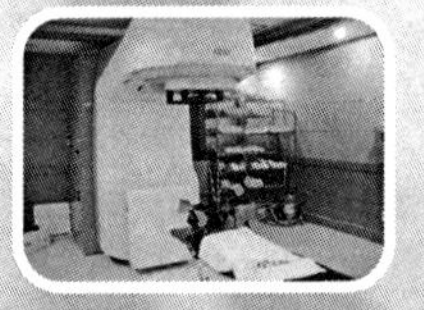
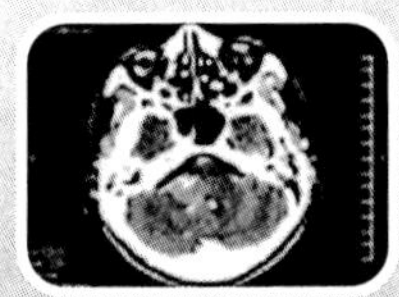
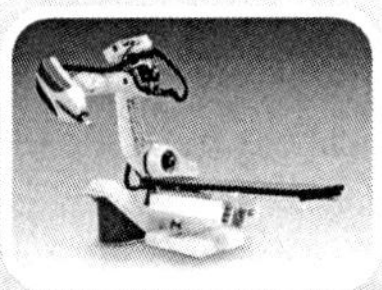

9988하게 사는 법

한국인과 간암

2005년 가을 동창회 신 회장이 미국 로스앤젤레스에 출장 갔다가, 그곳에 사는 우리 동기 K군이 생각나 연락을 취했다고 한다. 그는 연세의대를 졸업한 후 바로 도미하여 산부인과를 전공하고, LA 지역에서 산부인과 의사 생활을 30여 년간 해왔다. 고등학교 시절 검도반에서 활약했고 노래도 잘 불렀으며 무엇보다 큰 키에 미남형 얼굴이었다. 미국에서는 독실한 기독교 신자로서 의사 생활 틈틈이 의료선교 활동을 열심히 했고, 합창반을 조직하여 음악, 종교, 의료 생활을 적절히 활용하여 사회봉사를 많이 함으로써 LA 지역에서 봉사 상을 받기도 했다.

그런데 그가 지병으로 별세했다는 것이다. 겨우 환갑을 조금 지난 나이에 말이다. 진단명은 간암으로 사망한 지 얼마 되지 않았다. 우리는 그의 모범적이고 건강한 외국 생활 소식에 매우 흔쾌한 기분으로 그를 기억하고 있었는데, 신 회장도 매우 황당해 했다. 그 소식을 접한 동문들도 모두 참담한 기분이었다.

간암은 한국인들의 암 중에서 가장 빈도가 높고, 특히 남성의 경우 암 사망률 1위이다. 미국에 이민 가서 몇 십 년을 살아도 한국인 체질을 바꾸기 쉽지 않으므로 미국에 사는 이민 1세에서의 암 발생 및 사망 빈도는 한국인의 그것과 같으며 백인들과는 다르다. 한국인에게는 간염이 많다. 젊었을 때 간염을 앓은 사람이 장년 이후 간에 암이 발생하는 경우가 많다. 그리고 10년 전만 해도 간암은 진단 후 3개월을 넘기기 힘들었다. 그 친구도 그러한 범주를 넘어서지 못했을 것으로 생각되어 매우 안타깝다.

그러나 현재 간암 치료법은 매우 다양하게 발달되어 간암 진단 후 평균 생존율이 우리나라에서는 과거에 비해 매우 높아졌다. 심지어 완치된 예도 흔하게 볼 수 있다.

간암은 수술로 완전히 제거하는 것이 가장 좋은 치료 방법이다. 간은 하나뿐인 장기이지만 재생력이 탁월하여, 간 조직의 80%까지 제거되어도 원래 크기로 재생될 수 있어서 수술이 쉽게 이루어진다. 그러나 간암이 발생한 부위에 따라, 혹은 진행 정도에 따라 수술로 제거가 불가능한 경우들이 많이 있다. 이때에는 고주파 치료(RFA; radiofrequency aberration)를 한다. 종양이 크지 않을 때 종양 가운데로 전극을 찔러 넣고 고주파 전파를 쏘아 보내면 암세포가 죽는다.

그 다음 단계로는 색전술(塞栓術, Trans-arterial celiac embolization; TACE)이라는 방법이 있다. 간 동맥을 통해 주입한 항암 약제가 암 조직에만 대량으로 스며들도록 하여 암세포를 죽이는 방법이다. 색전술은 대퇴부 동맥을 통하여 가느다란 플라스틱 관을 삽입하며, 이 관이 복부 대동맥을 경유, 간 동맥까지 가서 간 동맥 속으로 집어넣고는, 그 상태에서 간암 조직이 있는 곳으로 분포된 혈관으로만 약제를 주입하면 암세포만 죽일 수 있게 된다. 대체로 3~4회, 때로는 그보다 더 많이 반복해야 암세포를 많이 죽일 수 있다.

색전술로 암세포를 많이 죽였는데도 아직 남아 있는 덩어리가 있든지, 색전술이 잘 듣지 않는 경우라든지, 또는 종양이 상당한 크기로 남아 있으면 방사선 치료를 한다. 일반 방사선 치료는 종양 부위와 주위의 정상 간 조직을 일부 포함하여 약한 방사선으로 매일 되풀이하여 조사(照射)하고, 이를 25~30회 반복하면 정상 간 세포는 살아남고 암세포만 죽는다. 때로 사이버나이프 방사선 수술을 하는데, 이것은 종양 조직에만 정확히 조준하여 1~3회에 걸쳐 강한 방사선으로 조사하여 종양 조직을 녹여 버리는 방법이다. 방사선을 이용하는데, 칼로(나이프) 도려내듯이 녹여서 제거한다고 해서 방사선 수술이라고 한다.

방사선 치료를 할 때 효과를 높이기 위해 동시에 항암제 전신 주사치료를 겸하여 치료의 상승효과를 얻기도 한다. 그러나 위에서 열거한 여러 가지 치료가 힘든 경우, 또는 암이 여러 개가 간 전체에 흩어져 발생한 경우에는 항암제 주사 요법을 할 수도 있다. 이도 저도 안 되는 경우, 또는 치료가 되어도 재발 확률이 높을 때는 간 이식을 할 수 있다. 우리나라에서는 간 이식 수술이 규제가 많아 공여 이식 간을 받기 위한 자기 차례를 기다리는 데 무한한 시간을 요하기 때문에 이식 수술을 받기 매우 힘들다.

아주 초기여서 종양 크기가 아직 작을 때는 종양 조직 속으로 피부를 통하여 세침(길고 가는 주사 바늘)을 찔러 넣고, 조직에 직접 고농도 알코올이나 방사성 동위원소 등을 주입하여 암세포를 직접 죽이는 치료도 한다.

위의 여러 방법들은 모두 기술이 뛰어나게 발달했고 부작용도 매우 적어서 치료 효과를 높일 수 있기 때문에, 최근에는 간암 진단을 받아도 보통 1년 이상 생존하며 몇 년씩 멀쩡한 경우도 많다. 우리나라는 간암 환자가 세계적으로 가장 많기 때문에(서양인에게는 많지 않음) 임상 경험들이 많아 우리나라에서 특히 치료 기술이 많이 발전했다고 생각된다. 앞서의 친구는 미국에 있었기 때문에 그렇게 급작스럽게 생을 놓진 게 아닐까 하는 의구심도 든다.

그렇든 저렇든 간염은 매우 중요하다. 간염은 수인성(水因性)으로 전염할 수 있는 바이러스로 인한 것이므로 술잔을 돌리는 우리나라의 음주 관행을 바꾸어야 한다. 실제 주사기를 일회용으로 다 바꾼 후 간염 발병률이 줄었다. 그리고 과거에 간염 경험이 있는 사람이나 과도한 애주가

인 경우 간 건강 상태를 자주 체크하여 하루라도 빨리 발견하고 적극적인 치료를 받는 것이 중요하다. 간암 검사는 초음파로 간단히 할 수 있고 진단율도 높다.

이지스 구축함의 미사일

　며칠 전 신문에 우리나라에서 건조한 한국형 이지스 구축함 진수에 대한 보도가 나면서 소위 '명품무기'의 재원에 대한 기사를 읽었다. 이지스는 제우스신이 딸 아테나에게 준 방패를 말한다. 호메로스의 〈오딧세이아〉에 그려져 있는 아테나의 캐릭터를 보면, 율리시즈(오딧세우스) 장군을 신들의 힘을 빌려 위기에서 벗어나게 하는 역할을 하는데, 그래서 공격적인 개념보다는 수비 쪽의 개념을 지닌다. 그러므로 이지스 기술은 수비에 더 큰 비중을 둔 것으로 파악된다. 미국에서 처음 이지스 시스템을 개발한 것은 소련의 벌떼전술(여러 방향의 미사일이나 폭격기에 의한 다중공격)의 공격으로부터 방어하기 위한 것이었다. 기술의 핵심은 우리가 아는 빙글빙글 도는 레이더가 아니라, 아예 120도씩의 책임 면적이 있는 레이더 네 개를 네 방향에 고정하여 360도 방향을 단숨에 커버해서 더욱 빠르고 정밀한 포착력을 가지는 것이다.

　우리의 이지스 함도 강력한 레이더 시스템을 배경으로 하여 144발의 미사일과 숫자가 기록되지 않은 단거리 근접방어 미사일, 그리고 분당 수백 발씩 쏘는 대공포와 함재 헬기 두 대 등으로 무장하고 있다. 이 숫자는 우리가 보통 듣고 있는 수십 발의 미사일 정도 수준이 아닌 가공할 화력이다. 그래서 한꺼번에 약 900대의 항공기를 추적하여 손아귀에 넣을 수 있다고 한다. 레이더는 1,000km 반경을 커버하니 서울을 중심점으로 한다면 북으로 압록강, 남으로 제주도 이남, 그리고 중국과 일본의 해안까지의 전 권역을 커버할 수 있는 범위이다.

나는 바닷가에서 자랐기 때문인지 어려서부터 배에 관심이 많았고, 해군을 동경하여 중고등학교 때에도 백지에 낙서할 때 날마다 해군 전투함 그리는 장난을 하곤 했다. 그러던 어느 날 학교에서 단체관람을 한 "상과 하"라는 영화를 보고는 완전히 매료되었다. 해군을 주제로 한 전쟁영화는 그리 많지 않다. 배 위에서 촬영된 것이라야 해군의 의미가 있는데, 그 좁은 무대에서 전쟁의 대서사시가 그려지기 힘들 것이다. 희귀성도 그렇지만 머리싸움이 풍부해서 이 영화는 명화가 되었으나, 요즘 다시 보려 해도 구하기가 쉽지 않다. 결국 미국 다니러 간 친구에게 부탁하여 이 영화 비디오테이프를 살 수 있어서 지금 소장 중이다. 그 후 군 복무는 해군을 택했고, 전문의 군의관 3년을 보낸 후 해군소령으로 전역하였다.

그 시절(1975~78) 우리 해군은 주력 함정이 미국에서 2차 대전 참전 후 전역하여 원조로 보내준 낡은 구축함 5척(아마도)이었던 것으로 기억한다. 이 함정들은 항해할 때 디젤 연료를 엄청나게 사용한다. 잠깐 근해를 한 바퀴 도는 데에 수십 드럼을 쉽게 태워 버리니 모든 항해는 엄격히 통제된 계획대로만 움직인다. 처음 해군 장교 임관을 하여 진해 함대에 배치되면 며칠간 함상 실습을 받는다. 원래는 바다를 항해하는 전투함 내의 좁은 공간에서의 생활에 적응하는 법, 각종 소리나 깃발, 수신호들의 의미를 익히는 법, 함상 예절과 규칙 등을 교육받는 것이지만, 군의관들이다 보니 자유롭게 강의 한두 시간 한 후 LST(상륙정) 작은 배로 진해만 앞을 한 바퀴 도는 것으로 실습을 끝냈다. 우리를 위해 엄청난 양의 기름을 버릴(?) 예산이 없는 것이다. 정확히는 함상 훈련인데, 나머지 시간은 수리하러 정박해 놓은 구축함 속에서 보냈다. 이것이 3년간 해군 생활 중 배 속, 바다 위에서 보낸 시간의 전부이다. 해병대도 아니니 소위 드라이 네이비인 것이다.

그 구축함들은 제일 큰 것이 배수량 3,000톤이고 대부분 2,000톤 미만이었다. 배수량은 알다시피 민간 배는 짐을 실을 수 있는 최대량으로 따지지만, 해군 함정은 실제 배가 물속을 차지하는 물리적 배수량으로 따진다. 그러므로 수치는 작아도 배의 크기는 민간 배수량 크기의 세 배쯤 되니, 3,000톤은 상선 만 톤 급과 같아 길이가 100미터 가까이 되는 큰 배이다. 그런데 이번의 국산 이지스 함은 구축함인데, 크기가 7,650톤이다.

우리 해군에는 그 외에도 5,000톤 급 구축함이 여러 대일 뿐 아니라 스텔스 기능도 갖추고 있다고 한다. 또 국산 잠수함도 있으며, 얼마 전에 선보인 14,000톤 급 상륙함 독도함은 거의 항공모함 수준이다. 단지 큰 것이 좋은 것이 아니다. 그보다는 적의 공격을 더 빨리 찾아내고 이를 무산시키는 추적 레이더 장치와 이를 이용한 방위 미사일의 정밀도가 더 중요하다.

이만하면 바다 쪽의 무력은 이미 가공할 만한 수준이다. 그런데 이런 초정밀 기술들이 우리나라 방위 산업체에서 실제 개발되고 생산에 적용되고 있는 것이 놀랍다. "상과 하"에서 구식 소나(sonar)로 적의 위치를 탐지하는데, 거의 함장의 경험과 배 운전 기술에 의해서 어뢰를 쏘고 폭뢰를 터뜨리며 이를 피하곤 하는 장면들은 수준 높은 두뇌 플레이처럼 전개된다. 하지만 그 결말은 바다 위로 떠오른 상처 입은 잠수함과 기관총으로 싸우는 것이었다. 그러나 지금의 레이더 추적 장치는 슈베르트

음악에 표현된 거울 같은 강물에서 송어(슈베르트의 피아노 5중주를 '숭어'라고 번역한 것은 'Die Forelle, 송어'의 잘못) 노는 것을 쳐다보듯이, 잠수함과 어뢰의 이동을 훤히 내려다보는 수준일 것이다. 어뢰는 또 바다의 미사일 수준이어서 사정거리와 정확도가 상상을 초월한다.

미사일은 목표물을 정해서 입력하면 이동하는 목표물의 위치를 실시간 지속적으로 추적하여 찾아가서 충돌하는 것이 기술의 핵심이다. 이 기술을 방사선 치료에 사용한 것이 사이버 나이프 방사선 수술이다. 방사선으로 암세포를 죽이는 치료를 할 때 그 정확성을 극대화 하기 위한 방법으로 개발되었다. 이 기술은 대량의 방사선을 강하게 암 조직에 쏘아 그 부위의 조직 세포를 모두 녹여 버리듯 죽인다. 그래서 칼로 수술하듯이 녹여 없앤다고 방사선 수술이라고 부르게 되었다. 하지만 만일 주위의 정상 조직이 조금이라도 포함된다면 같이 녹아 버리므로 위험하다. 그래서 미사일의 초정밀 위치추적 기술이 필요한 것이다.

방사선 발생장치(선형 가속기)는 일반 방사선 치료기와 같지만, 여기서 방출되는 방사선이 인체 내의 암 조직에 정확히 꽂히기 위해서는 몇 백 번 다른 각도로 분산하여 되풀이해서 쏘아야 한다. 이때 쏘는 방사선 하나하나마다 몇 도의 각도로, 몇 밀리미터의 넓이로, 몇 초 동안 쏘아야 하는가를 확인하고, 각각의 방향에서 쏠 때마다 각각 암조직의 위치 좌표가 달라지는데 이를 정확히 추적하여 쏘아야 하며, 그때마다 정밀한 계산으로 방사선 양을 정확히 측정한다. 이 작업은 모두 컴퓨터가 스스로 인식하여 확인하고 쏘고 하는 일을 되풀이하는 것이므로 전체 시스템은 로봇 작업이다.

우주에 쏘아 올리는 미사일이나 국가 방위에 사용하는 무기 미사일이나 그 기술을 의료에 이용하면 첨단 의료 미사일이 되어 인간의 생명을 보호하는 과학기술이 되는 것이다.

암 치료 성적

2007년 7월 20일자 신문에 국립암센터에서 발표한 우리나라 암환자 생존율에 대한 기사가 났다. 전체 평균에서 국내 암환자의 46%가 5년 이상 생존한다는 것이다. 이 같은 생존율은 일본(43%)과 비슷하고 미국(65%)보다는 낮은 수준이다. 이 결과는 나도 처음 대하는 것으로서 암 치료를 전문으로 하는 사람으로서 매우 고무적인 결과로 받아들여진다. 왜냐하면 개인적으로는 한국의 암 완치율(5년 생존율)이 40%가 안 되는 것으로 알고 있었기 때문이다(2009년 통계에는 50%를 넘어섰다).

이미 잘 알고 있지만 암을 치료한 후 완치를 평가하는 것으로 5년 생존율을 많이 쓴다. 그 이유는 암은 치료의 완료 시기가 확실하기 때문이다. 치료 완료라 함은 병소(암세포)가 완전히 제거된 것을 말하는데, 치료를 끝내고 일정 시간이 흐른 후 재발될 수도 있으며, 치료의 성공 여부는 해당 사람에게서 재발하지 않는가, 또는 재발하여 사망하게 될 것인가 하는 시점으로 판가름하기 때문이다. 다른 만성병과 암은 그런 점에서 다르다. 예를 들어 당뇨병의 경우에는 치료 완료 시기라는 것이 없고, 성공이나 실패가 아니라 혈당치가 치료에 의해 정상으로 유지되느냐 안 되느냐라는 불확실성의 연속이며, 혹은 혈당이 정상이 되어 더 이상 약을 안 쓰게 되었더라도 언제 다시 혈당 수치의 변화가 있을지 모른다. 그래서 완치를 평가하기가 쉽지 않다. 고혈압도 마찬가지이다.

암은 진단 시에 치료 방침이 정해지면 치료의 시작과 끝이 처음부터 확실하게 정해진다. 예를 들어 수술에 2주, 방사선 치료에 6주, 항암 화학요법에 12주, 하는 식이다. 그리고 치료가 되었다는 것은, 치료가 다

끝난 직후의 검사에서 치료 전에 보이던 암 덩어리가 몸에서 완전히 제거되어 더 이상 찾아볼 수 없게 되었다는 말이다. 치료가 안 된 사람은 이 이야기에서 제외이다. 그 후 눈에 안 보이게 암세포가 숨어 있다가 다시 증식하여 재발하게 되면 그때부터 치료는 다시 시작된다. 재발된다면 그 시기는 치료 완료 후 6개월에서 2년 사이에 일어난다. 재발하는 암은 80% 이상이 2년 이내에 재발하고, 5년이 지나면 거의 재발하지 않는다. 그래서 치료 후 완치가 되었느냐 하는 것을 5년 생존율이라는 것으로 적용하는 것이다. 재발한 경우에는 재발에 대한 치료를 성공시킨 후 그때부터 다시 5년을 지켜본다.

치료 완료 후 5년이 지났는데도 재발이 안 되면 일단 완치를 선언한다. 이것이 5년 생존율이다. 거의 대부분의 암은 5년 동안 재발하지 않으면 더 이상 걱정할 필요가 없다. 예외는 있다. 진행성 유방암과 전립선암은 5년이 지난 후에도 재발되는 경우들이 있다. 치료가 잘되므로 오래 생존하는 사람이 많고, 암세포의 특성상 치료 후 10년이 되어가는데도 다시 증식하거나 전이되는 경우가 있다. 그래서 이 병은 10년 생존율을 적용한다.

다음은 나라별 암 치료성적 비교표이다.

암의 5년 생존율 국제 비교 (단위 %)

	한국	일본	미국
위암	49.7	50.2	24.3
간암	14.7	19.0	10.8
자궁경부암	80.4	66.4	71.6
유방암	80.5	81.0	88.6
폐암	13.7	16.8	15.0

전반적으로 암 완치율은 내가 젊은 시절 공부하던 때에 비하면 괄목할 만큼 나아졌다. 그리고 우리나라의 암 치료기술 수준이 선진국과 동일함을 알 수 있다. 40년 전인 1970년대부터 미국에서는 닉슨 대통령 대에 시작한 암 퇴치 10개년 계획과 같은 암 연구에 대한 집중 투자로 1980년대에 들어 암에 대한 많은 의미 있는 연구 결과들이 쏟아져 나왔다. 그 당시 미국 국립암센터(NCC)가 이 업무를 주도적으로 추진했고, 엄청난 예산이 소모되었다. 그런데 그 결과 미국인 암 생존율 전체 평균이 46% 전후로 나왔고, 그것도 치료가 잘되는 피부암을 빼면 36% 정도가 되어, 지난 10여 년간 엄청난 돈을 투자하여 생존율을 1~2% 향상시킨 데 불과하다고 여론의 질타를 받았었다. 그렇지만 그때의 연구 결과와 아울러 일본에서도 나카소네 프로젝트라 하여 1980년대에 암 퇴치 사업에 또 엄청난 예산을 퍼부었는데, 그 결과로 암의 근본적 특성을 파악하는 획기적인 결과를 얻게 되었다. 그것이 지금과 같은 치료성적 향상이라는 결과를 얻게 되었다고 생각된다.

이러한 암 연구는 아무리 깊이 들어가도 끝이 없으며 암이 인류로부터 사라질 확률은 거의 없지만, 암의 생물학적, 생화학적 기초 연구로 그 성질을 밝혀내는 노력과 더불어 임상치료 기술개발도 부단히 이루어져 현재와 같은 치료성적 향상의 업적이 만들어지는 것이다. 간암과 위암의 치료성적이 미국보다 우리나라가 더 좋은 것은, 지난 글에서도 언급했지만, 더 많이 발생하고 임상경험이 많은 우리나라의 치료기술이 더 나은 것이 당연한 일이다. 20년 전만 해도 우리나라에서 간암은 췌장암처럼 진단받은 후 3개월을 넘기기 힘들었었다.

기사를 더 보자.

"우리나라 남자들은 평균수명(73세 기준)까지 살게 되면 4명 중 1명꼴로, 여자(81세 기준)는 5명 중 1명꼴로 암에 걸린다."

이제는 암이 질병 통계에서 사망원인 1위가 되었고, 인류의 수명이 길어질수록 발병률은 더 높아갈 것이다. 문제는 예방인데, 담배를 끊어도 공해로 호흡하는 공기가 나쁜 데다 문명이 발달할수록 더 많아지는 발암물질과의 접촉을 피할 수가 없다. 옛날에는 많지 않던 직장암과 전립선암이 몇 배로 증가했다. 유방암과 갑상선암도 많이 발생하는데, 이런 암들은 다행히 치료성적이 좋으니 조기 암 검진이 더 중요하다.

빅뱅 이론과 암 치료

빅뱅 이론과 반물질, 여기에 일루미나티라는 말까지 보태면 다빈치 코드의 작가 댄 브라운의 또 하나의 소설, 그리고 2009년 5월 개봉한 톰 행크스 주연의 동명 영화 "천사와 악마(Angels and Demons)"를 쉽게 떠올릴 것이다. 그 내용은 우주 탄생과 관련된 빅뱅 이론, 종교와 과학의 대립, 원자를 구성하는 소립자가 가지고 있는 에너지의 가공할 폭발력, 이 과학적 부산물을 종교와의 대립으로 위장한 범죄에의 응용, 그리고 그 해결. 이런 블록버스터 소설과 영화 이야기이다. 그런데 그 배경으로 쓰이고 있는 이론들은 실제로 엄청난 사실들을 포함하고 있다.

우주는 약 200억 년 전에는 하나의 점과 같은 상태였으며, 이 점에서 일어난 대폭발로부터 현재의 우주가 만들어졌다. 대폭발 전 크기(질량)가 0이고, 밀도와 온도가 무한대(大)인 플라즈마 상태(에너지)로 있던 것이 어떤 계기로 대폭발이 일어나고, 무한대의 에너지가 공간으로 팽창하여 퍼져 나가면서 온도와 밀도가 빠르게 줄어들게 된다. 줄어든 에너지의 차이만큼 물질(질량을 가진 입자)이 만들어지고, 이 물질의 생성으로 우주가 탄생했다는 것이다. 이것이 빅뱅 이론이다.

빅뱅 이론의 개념 자체는 1927년 벨기에의 수도사이자 물리학자인 조르주 르메르트가 처음 제창했다. 본 직업이 수도사라서 그런지 성경의 천지창조 개념을 과학에 접목시킨 것 같은 수도사의 이론이라는 점 때문에 인정받지는 못했다. 2년 뒤 허블 망원경의 에드윈 허블의 관찰로 그 증거를 발견하여 빅뱅 이론에 근거를 더한 이후, 수많은 과학자들의 탐구에 의해 그 이론이 참임이 증명되고 있다. 이 에너지의 팽창은 지금도 계속되고 있는 것이 관측된다고 한다.

처음의 폭발로 에너지가 줄면서 없던 물질(matter)이 만들어지는 원리는 물질이 가지고 있는 에너지로 설명된다. 줄어든 만큼의 에너지가 물질 속으로 들어간 것이다. 물질이 서 있으면 정지 에너지이고 움직이면 운동 에너지인 것은 에너지 불변의 법칙이다. 따라서 모든 물질은 그 나름대로 에너지를 가지고 있다는 말이다. 물질의 중요한 요소는 양성자, 중성자, 그리고 전자이다. 즉 에너지를 가진 이러한 물질의 요소들이 그 에너지의 힘으로 서로 붙어서 물질의 기본 단위인 원자를 만든다. 그리고 원자가 모여 각종 원소를 만든다. 이것이 우리가 아는 물질, 즉 산소, 수소, 탄소, 철, 금, 은, 아연 등이다. 빅뱅으로 물질의 요소가 만들어지고, 요소들이 모여 물질이 만들어지며, 물질이 모여 우주가 탄생되고, 지구가 만들어진 후 인간이 생성되었다.

그런데 이 물질의 요소들에는 각각 반물질(anti-matter)이 있다. 양성자는 반양성자, 중성자는 반중성자라 하겠는데, 이것들은 이론일 뿐 태초에는 있었을 것으로 추정하나 존재가 밝혀진 바는 없다. 그러나 전자는 음전기를 띠는 물질인데, 양전자라는 반물질이 있다. 전자는 양성자나 중성자보다 2,000분의 1 정도로 작아서 전자의 반물질인 양전자가 쉽게 밝혀진 것인지도 모른다. 그렇지만 반물질은 이 세상에 존재할 수 없기 때문에 자기의 반대인 원래의 물질과 결합하려는 성질을 강하게 가지고 있다. 그래서 반물질은 생기자마자 바로 본 물질과 결합하고 두 가지 반대의 성질이 합해졌으니⟨(+)+(−)=0⟩ 물질은 없어지면서 각각 가지고 있던 에너지만 방출된다. 이것을 annihilation(소멸 현상)이라 한다. 즉 빅뱅 현상과 거꾸로 된 것이다.

이러한 과학적 현상을 이용하여 만들어진 의료 영상장비가 양전자 방출 단층촬영(PET; Positron Emission Tomography)이다. 이것은 인체 내의 암세포를 찾아내어 영상으로 만들어냄으로써 암 진단에 매우 유용하게 활용되는 첨단 장비이다. 어떤 특정한 동위원소를 인체 내에 주사하면 체내에서 양전자(전자의 반물질)가 발생하고, 양전자는 해당 원소의 (음)전자와 만나 결합하여 질량이 소멸되어 없어지면서 에너지(방사선; annihilation radiation)로 변한다. 이 에너지를 인체 밖에서 검출하여 컴퓨터로 영상화하면 인체 내부조직의 영상이 만들어지고, 그 중에서 암세포의 특별한 에너지 신호를 찾아내어 암을 진단하는 것이다.

물질이 반물질과 결합하여 에너지로 변환될 때는 아인슈타인의 $E=mC^2$ 수식에 의해 엄청난 에너지가 발생하게 된다. 이 에너지가 폭발한다면 그 결과는 수소폭탄 폭발쯤은 장난이 된다는 말이다. "반물질 1그램은 20킬로톤 급 핵폭탄과 맞먹는 에너지를 낼 수 있는데, 이는 히로시마에 투하된 원자폭탄과 같은 규모이다." (⟨천사와 악마⟩)

이 현상에 대한 연구는 스위스 제네바 근교에 있는 유럽 입자물리학 연구소(CERN; Conseil Europeen Pour la Recherche Nucleaire)에서 심도 있게 진행되고 있다. CERN의 실험은 이렇다. 태초의 빅뱅은 무(無)로부터의 폭발로서, 에너지가 퍼지면서(감속하면서) 물질들이 만들어졌다면, 물질에 무한의 에너지를 주어 반물질을 만들고, 나아가 에너지의 폭발로 인위적인 빅뱅을 만들 수 있지 않는가, 그 결과 새로운 우주가 탄생되는 단서를 얻을 수 있지 않겠는가 하는 것이다.

그래서 그들은 엄청난 천문학적인 돈을 들여 거대 강입자 충돌기(LHC; Large Hadron Collidor)를 건설하였다. 이것은 27km 길이의 진공 원통 통로로서, 8km 지름의 원으로 한 바퀴 돌게 만들어(프랑스 국경을 넘어 걸쳐져 있다고 한다!) 그 통로로 원소의 입자들을 거의 빛의 속도로 가속시키고, 서로 반대 방향에서 쏘아서 부딪치게 하여 빅뱅이 일어나게 한다는 것이다. 이 실험을 한다는 외신 보도가 지난봄에 전해졌을 때 혹시 이 지구가 빅뱅 속으로 빨려 들어가지 않을까 하는 걱정들이 쏟아져 나왔던 것이 기억난다.

빅뱅 이론은 "태초에 시작이 있었다"로 시작하여 "신이 하늘과 땅을 창조하셨다"로 되어 있는 기독교의 우주 창조론과 같다. 그러나 서양의 과학은 신의 위대함으로부터 벗어날 수 없는 교회에 억눌려 지내다가, 우주가 돌아가는 가운데 지구는 그 조각에 불과하다는 지동설로 코페르니쿠스의 주장이 교회를 발칵 뒤집어 놓을 때까지 1,600년이 필요했다. 그리고 빅뱅 이론을 발견하는 데 다시 300년이 필요했다. 여기서 소설은 과거 기독교 교회로부터 핍박받은 과학자들이 지하 비밀결사를 만들어 목숨만 부지하다가, CERN에서 빅뱅 현상 연구로 가공할 폭발력을 가진 반물질을 만들어 내자 이를 훔쳐 교회에 대한 복수라는 범죄행위를 일으킨다는 설정이다.

어찌 되었든 우주생성론은 과학의 중심인 반면, 그렇기 때문에 종교, 특히 기독교와는 항상 대립이 된다. 그런데 과거에는 2,000년 역사를 지닌 기독교의 힘을 과학이 이겨내지 못했지만, 결국 과학의 정교함을 종교적 해석이 이겨내지 못하고 밀리게 된 것은 20세기 후반의 일이다.

  암 전문의사 류성렬 박사가 들려주는 건강비법의 허와 실

그러한 우세에 더욱 힘을 얻기 위해 핵물리학자는 천문학적(?)인 돈을 천문학뿐만 아니라 기초과학 연구에 쉽게 써버린다. 종교의 억압으로부터 벗어나기 위함인가?

앞서의 강입자 가속기는 제작하는 데만 천문학적인 액수의 돈이 들었는데, 이를 이용하여 핵물리학 연구를 수행하는 데 또한 엄청난 돈이 든다. 그렇지만 기초과학 연구는 우리 일상생활에 바로 쓰이는 기술을 개발하는 것이 아니므로 돈 들인 효과가 겉으로 나타나지 않는 문제가 있다. 그럼에도 불구하고 기초과학이라는 점 때문에 어마어마한 연구비 지출이 쉽게 이루어진다. 핵물리는 아니지만 1,000억이 넘는 돈을 단 11분(660초) 만에 우주 공간에다 날려버린 우리의 나로호에 대해서 아무도 이의를 제기하는 사람이 없는 것을 보면 같은 심리가 작용하는 것 같다. 그렇지만 아무리 과학의 발전이라 해도 우리 생활에 직접 와 닿지 않는 것에 엄청난 돈을 쏟아 부으며 연구하는 데 대해서는 감동이 덜 일어난다.

그런데 이 소립자들은 암 치료에서 매우 중요한 역할을 한다. 소립자를 가속기에서 거의 빛의 속도에 가깝게 강한 힘으로 튀어 나가게 하여 암 조직에 쏘면, 암 세포를 선택적으로 죽일 수 있는 첨단 방사선 치료 기술이 된다. 전자선 가속기는 거의 모든 방사선 치료에 이미 보편적으로 사용되고 있다. 그러나 양성자선 가속기나 그보다 더 큰 중(重)입자 가속기는 돈이 많이 들고 고급 두뇌의 기술이 필요한 장비이다. 그렇지만 많은 암환자를 치료할 수 있다는 사실은 기초과학 핵물리 연구보다 효용성 면에서 우리 가슴에 직접 와 닿는다.

중요한 점은 원자핵물리학을 의학에 응용한 첨단 기술로 암을 치료한다는 것이다. 탄소 입자를 빛의 속도로 가속한 중입자선 방사선 치료 기술은, 기존의 방법으로 치료가 잘 안 되는 특별한 암에 탁월한 효과가 있다. 이미 일본과 독일에서 임상적으로 가능성을 시험한 이 기술은 꿈의 방사선 치료로서 암 방사선 전문 의학자들의 지대한 관심이 되고 있는 연구 과제이다. 단지 연구비가 많이 들기 때문에 성공하기 위해서는 국가적인 지원이 필요하다. 그렇지만 중입자선 가속기 개발은 국민의 건강 복지정책의 차원을 한 단계 높일 수 있으므로 정부의 지원이 그에 걸맞는 효과를 얻어낼 수 있다.

진화론

빅뱅 이론이 우주에서 최초로 물질이 만들어지고 지구가 탄생한 것에 대한 물리학적 설명이라면, 진화론은 만들어진 작은 물질이 생명을 얻고 현재의 지구상의 모든 생물체로 발전되어온 것에 대한 생물학적 설명이다. 2009년은 다윈이 탄생한 지 200주년, 『종의 기원』 출간 150주년이 되는 해로서 수많은 행사와 함께 진화론에 대한 이론과 새로운 사고들이 발표되었다.

30억 년 전에 스스로 복제(생명을 이어감)할 수 있는 물질의 덩어리가 처음 만들어졌다. 30억 년이 어떻게 측정되고 계산되었는지는 모르지만 진화론 생물학자들이 그렇게 주장한다. 또 하나 아직 의문이 풀리지 않는 것은 그 복제 가능한 물질의 생성, 즉 이것은 생명의 탄생이 될 것인데, 그것이 만들어진 계기가 무엇인지 모른다. 그래서 일부 종교인들로 하여금 신이 진화를 지배한다고 주장하게 하는 꼬투리를 제공하게 되었다. 아무튼 그렇게 생물이 발생했다. 가장 첫 번째 단계가 유기물질의 출현이 될 것이다.

생명을 가진 물질의 탄생은 태고에 지구가 태양처럼 뜨거운 불덩어리로 되어 있어 그 에너지로 만들어졌다는 학설도 있으나 모두 가설일 뿐이다. 유기물질은 산소에 의해 산화되어 없어져 버리기 때문에, 태고에는 대기에 산소가 없어서 유기물질이 만들어질 수 있었다는 학설도 있다. 확실한 것은 지금은 새로운 생명체가 탄생할 수 없다는 것이다. 현재는 대기 중에 산소도 많고, 설사 유기물질이 새롭게 만들어지더라도 기존의 생물들이 먹잇감으로 먹어 버린다.

그렇게 해서 탄생한 유기물은 RNA, DNA, 단백질, 지방질, 탄수화물 등 현재의 생물체를 구성하는 중요 물질로 변화해 간다. 즉 세포가 탄생하는 것이다. 처음에는 단세포 원생동물에서 시작하여 세포가 분열 증식하면서 다양한 변이를 거쳐 각종 동물이 되고, 정말로 원숭이가 사람이 되었는지는 모르지만 사람도 탄생한 것이다. 이런 일련의 과정에 진화론이 존재한다. 반대로 단세포 형태 그대로 있는 것도 있어서 아메바 같은 원생동물이 아직도 존재한다. 같은 체계로 발전하여 같은 몸체와 기능을 갖고 있는 무리를 우리는 종(種; species)이라고 한다.

다윈은 종이 분화해 가는 동안 환경에 알맞고 자신의 생존(체제의 유지)에 적절한 형태를 갖추어 가는 과정을 자연선택(natural selection)이라고 하였다. 생물이 번식해 가는 과정에서 더 이로운 방향으로 바꾸어 가도록 자연적으로 선택한다는 뜻이다. 이는 나중에 멘델의 유전 법칙이 나온 후 상호 보완하여 현재의 개념의 신진화론(New-Dawinism)으로 정리되었다.

자연선택을 지배하고 조종하는 것은 유전자로서 이것은 생명체의 번식을 주도한다. 번식에 의해 다음 세대로 이어져 가는 과정에서 환경에 가장 잘 적응하는 생물이 살아남는다는 적자생존(survival of the fittest) 법칙에 의해 더 나은 개체로 변이가 일어나는 것이 진화이다. 모기를 퇴치하려고 DDT를 대량으로 살포했더니 모기가 DDT에 죽지 않는 성질로 변화했다든가, 영국이 산업혁명으로 매연에 의해 환경이 어두워지자 눈에 잘 안 띄는 회색나방의 수가 증가했다는 등의 예가 다윈 자연선택 이론이 나온 직후의 증명들이다.

리처드 도킨스는 현존하는 동물 행동학자인데 진화론을 현대적으로 해석하고 다윈 이후의 수많은 과학자들이 밝힌 이론들을 정리 해석하여 진화론의 새로운 지평을 연 사람이다. 그의 저서인 『이기적 유전자』에는 생명체의 유전적 현상에 대한 매우 흥미로운 설명들이 가득하다. 특히 놀라운 것은 유전자를 자기 복제자라고 이름 붙이고, 생명의 진화 과정은 이 자기 복제자의 생존과 번식을 위해 일어나는 현상일 뿐이라고 한 점이다. 모든 동물은 자기 복제자(유전자)가 지속적으로 존재하기 위하여 제작한 로봇 기계에 불과하다는 것이다.

어린이 만화영화 〈마징가 제트〉에서 인간형 로봇 기계의 머리에 사람이 타고 앉아 수십 배나 큰 로봇을 조종하여 나쁜 로봇과 싸운다. 마치 이와 같이 유전자는 자기가 생존하고 번식하기 위해 동물 체내에 자리 잡고 앉아 숙주동물을 조종한다는 것이다. 그래서 숙주동물은 유전자에게 유리하도록 살고 행동하며 새끼를 만들어 번식한다. 숙주동물은 한 세대의 수명을 살고 난 후 죽지만, 유전자는 난자와 정자를 통해 다음 세대로 이어진다.

이렇게 유전자가 수백만 년을 동물 체내에서 번식하고 다음 세대로 이어져 가면서 항상 유리한 쪽으로 조종을 한 결과, 지금의 동물의 여러 형태와 기능들이 발전했다. 코끼리의 코나 기린의 목, 재빨리 뛰어 포식자로부터 도망칠 수 있는 영양의 달리기 등과 같은 수많은 예들을 볼 수 있다.

공작의 수컷은 화려하고 긴 꼬리를 갖고 있다. 당연히 행동이 부자유스러워 공격해오는 적의 눈에도 잘 띄고 도망하기에도 어렵다. 그러나 번식을 위해 암컷의 눈에 잘 띄게 하기 위해 그런 꼬리로 진화한 것이다. 이 경우는 생존이 위험에 노출되므로 생존에 유리하게 진화하는 자연선택이 아니라 성 선택이라고 한다. 성 선택은 자신의 생존에는 불리하나 자식을 만드는 생식 작용에 더 의미를 두는 적극적인 노력이라고 설명된다.

유전자가 스스로에게 유리하도록 자연선택이 되면서 진화하는 것은 바로 매우 이기적인 행동의 결과이다. 치열한 적자생존의 경쟁 세계에서 수백만 년 동안 도태되지 않고 생존해 왔다는 것 자체가 유전자에게는 스스로 헤쳐 나갈 수 있는 특별한 무엇이 있다는 말이다. 그런 유리함을 차지하는 것은 도덕성도 없고 양보도 없는 비정한 이기주의로만 가능하다.

암사마귀는 교미 중에 수컷을 잡아먹는데, 먼저 머리만 잘라 먹는다. 곤충의 머리는 주로 억제 중추로 작용한다. 그런데 바로 그 머리를 잘라 먹어 버리면 그 잠시 동안은 억제가 풀려 성행위를 더욱 활발하게 할 수 있다. 암사마귀는 번식을 위한 교미를 더 적극적으로 하면서 좋은 먹잇감도 얻게 되는 것이다. 체구가 다리에 비해 커서 혼자 옮겨 다니기 힘든 진딧물이 개미가 좋아하는 꿀을 분비하여 제공하는 대신, 개미로 하여금 강한 턱으로 진딧물을 여기저기 이동시키게 하는 공생 관계로의 진화는 비교적 좋은 의미의 이기주의이다.

황제 펭귄은 바다표범에게 잡아먹힐 위험성 때문에 물에 들어가기를 주저한다. 누가 먼저 바다에 들어가서 무사히 수영하는 것을 보면 안심하고 따라 들어갈 것인데, 수많은 펭귄 군집에서 서로 눈치만 보고 있다. 그러다가 심지어는 뒤에서 밀어 물에 빠뜨린다. 이것이 이기적 유전자의 개념이다. 도킨스는 사람이 사람을 잡아먹는 것은 말도 안 되는 수치로 생각하지만 다른 동물은 마음대로 잡아먹는데, 이것도 이기적 유전자의 행위로 본다. 그래서 진화론은 인간의 도덕성, 철학, 심리학, 인간 본성의 이해로까지 넓게 파급된다.

유전자는 자기 생존을 위해 숙주의 몸에 존재하며, 숙주의 생리적 행위에 편승하여 숙주에서 숙주로, 또는 후세로 건너가서 영속적인 삶을 이어간다. 그 방법은 생식 과정을 따라 전달되는 게 일반적이지만, 때로는 서로 공동의 이익을 가지면서도 전혀 다른 생을 사는 숙주끼리의 공생에서 전달될 수도 있으며, 심지어는 공생 관계에 있던 숙주끼리의 결합으로 한 몸이 되는 경우도 있다. 이것은 일종의 감염처럼 자연스럽게 숙주 몸속에 자리 잡아 새로운 유전형질로 존재하게 된다. 인체도 오랫동안 진화해 오면서 외부로부터 여러 가지 유전형질들의 퓨전 감염이 되어왔으리라 생각된다.

이기적 행위가 있으면 이타적 행위도 있을 수 있다. 꿀벌은 꿀을 지키기 위해 다른 동물이 침입하면 침을 쏘아 공격한 후 자신은 죽는다. 이것은 자기 동족을 지키기 위해 희생하는 이타적 행위이다. 새떼는 매를 먼저 본 놈이 큰 소리를 내어 공격으로부터 피하도록 한다. 그때 소리를 지르는 새는 매에게 노출되어 더 위험에 처하지만 동족의 안전을 위한 이타적 행위를 하는 것이다. 그렇게 되도록 진화되었다는 것이다.

도킨스는 인간 문화의 행태, 그와 관계되어 나타나는 정신작용에도 자기 복제자가 있다고 주장한다. 유전자가 숙주에서 숙주로 넘어가면서 생존을 이어가고 진화하듯이, 인간 문화의 개념도 인간의 뇌에서 뇌로 이동하는 복제자가 있다. 이것은 모방의 형태를 띠고 있기 때문에 이름을 '밈(meme; mimetic 즉 '비슷한' 이라는 그리스어에서 만들어짐)' 이라 하였다. 과학자가 좋은 생각이 떠오를 때 학생이나 동료에게 그 내용을 전달하는 것과 같은 것이다. 밈의 예는 곡조, 사상, 표어, 그릇 만드는 법과 같은 것들이다. 즉 상대방의 머릿속에 심어 주는 것이다. 대표적인 것이 종교에서의 신 또는 '사후의 생명이 있다' 는 믿음 같은 것이다.

밈 현상은 시청 앞 촛불시위 같은 것도 좋은 예가 된다. 미국산 쇠고기가 위험한지 아닌지 그 자체가 중요한 것이 아니라, 어떤 관념 같은 것이 사람의 뇌에서 뇌로 넘어가서 이식되고, 그로 인해 거대한 집단행동으로 발전하는 과정이, 이기적 유전자가 '비정한 이기주의' 로 숙주에서 숙주로 넘어가면서 생존을 이어가는 것과 같다는 이론이다. 밈이 이기적 유전자로 작용한 것이다.

유전자와 암 치료

인간을 구성하는 기본 단위는 세포이다. 그런데 세포가 살아가기 위해 에너지를 만들어 내고 특정 장기의 구성원으로서 그 장기의 기능을 하며 증식해 나가는 '행위' 를 조절하는 것은 DNA이다. DNA는 유전자의 구성 물질로서 수많은 유전자와 DNA가 뭉쳐서 염색체를 구성한다. 염색체는 세포 핵 속에 있고 사람은 23쌍 46개가 있다. 염색체는 현미경으로 관찰된다. 그러나 유전자나 DNA는 너무 작아 현미경으로는 보이지 않는다. 그것의 측정은 생화학적으로 한다.

DNA의 구조는 이중 나선형이다. 사다리처럼 생긴 구조로서 꽈배기처럼 꼬여 있다. DNA는 세포의 생명 현상을 지배하고 통제하며 살아가는 데 필요한 많은 정보를 보유하고 있기 때문에 엄청나게 길다. 마치 강남

구에 만리장성이 들어 있는 셈이므로 세포 핵 속에서 꼬깃꼬깃 뭉쳐 있다. DNA는 일정한 크기로 단위를 이루어 각각 세포의 다른 기능들을 지배한다. 이 한 단위를 유전자(gene)라고 한다. 나는 이 번역 용어가 마음에 들지 않는다. 부모로부터 자식에게 형질이 전달되는 유전(heredity)과는 다른 뜻인데, 우리나라 말은 같이 쓰고 있어 혼동되기 때문이다.

유전자의 명령이 얼마나 중요한지는 다음의 예를 통해 쉽게 이해될 것이다. 인간은 자궁 속에서 한 개의 수정란, 즉 한 개의 세포로 시작한다. 그런데 이 세포가 분열을 계속하여 머리와 팔다리가 만들어지고 뇌, 폐, 간, 위장, 눈, 신장 등 각각의 다른 기능을 가진 장기를 만들어, 그 장기가 적절한 위치에 가서 존재하도록 한다. 자세히 생각해 보면 이처럼 신기한 것이 있을 수 없다. 이 과정을 조종하는 것이 유전자 속의 DNA에 있는 정보들이다.

세포는 DNA의 명령에 의해 세포분열을 한다. 따라서 세포핵 내에서 염색체가 둘로 쪼개지는 것으로 세포분열이 시작된다. 염색체의 DNA가 꼭 같은 분량으로 반으로 갈라진다. 이때 모든 유전형질이 꼭 같이 두 개의 딸세포로 넘어간다. 소위 자기 복제자의 숙주 간 이동이다. 그래서 세포는 딱 두 조각으로만 분열된다. 빨리 증식해야 된다고 한 개의 모세포에서 한 번에 여러 개의 딸세포로 분열될 수는 없다.

수정란이 몇 세대의 세포분열을 하고 나면 그 세포 집단에서 각각 목표가 다른 성질을 수여받게 된다. 이는 장차 각종 장기로 발전해 나갈 예비 집단인데, 이를 줄기세포라고 한다. 골수조직으로 커갈 놈, 간이나 폐가 될 놈, 피부나 뼈가 될 놈 등 각종 장기 조직세포가 될 명령들을 받고 분화될 준비를 하고 있는 세포이다. 줄기세포 중 신경세포로 갈 예정인 집단을 따로 분리하여 증식시킨 후 이를 가수 강원래에게 주사하면 신경세포가 살아나서 다시 '꿍따라 샤바라' 춤을 출 수 있게 될 것이라는 것이 황우석 박사 등이 물의를 일으키면서도 열심히 매달리는 연구 내용이다.

사람에 국한시키지 않고 동물 전반으로 확장해서 생각해 보면, 한 개의 세포에서 각 장기로 분화해 가는 과정이 있기 때문에 수백만 년 동안 되풀이하면서 유리한 쪽으로의 진화가 가능했던 것이다. 그 결과 높은 곳의 풀을 뜯어먹기 좋게 기린의 목이 길어졌다. 목을 만드는 세포분화 과정에서 목이 길어지도록 진화를 했기 때문이다. 자기 복제자인 유전자가 숙주에서 숙주로 번식할 때 줄기세포로부터의 분화 과정이 필요 없는, 이미 성숙된 체세포에 실려 옮아간다면 기린의 목이나 코끼리 코 같은 진화를 할 기회가 별로 없다.

한 개의 수정란 세포가 줄기세포를 거쳐 성숙된 장기 세포가 되어가는 과정을 한 분화 시스템 안에서의 진화 과정이라고도 말할 수 있다. 이 과정에서 돌연변이가 일어나면 정상 프로그램대로 가지 못하고 그 세포는 치명적이 된다. 장기로의 성숙 과정에 이러한 사고가 일어나면 대부분 태아로 성장하지 못하고 유산되지만, 가끔 심하지 않은 변이가 존속되면 장기가 정상적으로 분화, 성숙되지 못하여 출산 후 기형으로 나타난다.

수정란에서 성숙된 태아가 되는 태생 과정이 아니라 성인으로 살고 있을 때도 세포의 종류에 따라 일정한 수명이 있고, 사망하면 새로운 세포가 분열, 증식하여 빈자리를 메우는 일이 평생 지속적으로 일어난다. 대표적인 것이 바깥의 표피인 피부, 속의 표피인 위장관 내의 점막, 그리고 항상 신선한 피를 제공해야 하는 골수의 세포이다. 피부의 예에서는 잘라 주어도 끊임없이 생산되는 털을 생각하면 되겠지만, 피부의 때도 죽은 피부 세포가 박리되는 것이다. 점막세포도 일정한 수명을 살다가 박리되어 없어지며, 점막층 아래에서 모세포가 분열 증식하여 채운다.

성인세포가 모세포에서 세포분열로 증식하여 자라는 과정에도 DNA

는 똑같이 관계한다. 유전자로서 정상적인 성장을 관리하는 것이다. 그런데 이 유전자에 변이가 일어나면 그 세포는 종양세포가 된다. 나아가 완전히 프로그램을 벗어나 제멋대로 증식하면 암세포가 되는 것이다. 암이 발생하고 증식하고 전이되는 일련의 생물학적 현상을 파헤쳐 보니, 세포의 생명 현상에서 관계하는 각종 유전자들에 어떤 변성이 와 있음을 밝혀냈다. 바로 종양 유전자(oncogene)이다.

현대의학은 종양 유전자를 찾아내고, 성질을 파악하고, 외부적인 방법으로 이것을 조종하는 기술을 개발하는 데 온 힘을 집중하고 있다. 그것이 쉬운 일이 아닌 것은 암과 관련된 종양 유전자가 지금 밝혀진 것만 해도 아마 수백 종류가 될 것이며, 무수한 다른 암들에서 또한 무수히 다른 방법으로 작용들을 하고 있기 때문이다. 각 연구자는 극히 좁힌 한 작은 분야에 집중해서 그 시스템에 관계되는 유전자를 찾고, 특징을 밝혀내고, 이를 조절하는 연구만 하는 데도 연간 세계적으로 수천 편의 논문들이 쏟아져 나오고 있다.

정상세포가 암세포로 전환되기 위해서는 외부로부터의 자극이 크게 작용한다. 대표적인 것이 화학적 발암 물질이며 우주선을 포함한 방사선, 자외선, 특정 바이러스 감염 등이 있다. 또 체내에서 대사 과정에 발생하는 산화물질이 세포를 자극하여 암으로 전환시킬 수 있다. 이때 암으로 발전하는 과정에 유전자가 작용한다. 종양 유전자가 작용하여 암이 발생할 수도 있고, 종양 억제 유전자(supressor gene)에 변이(mutation)가 일어나 종양 세포가 되는 것을 막지 못해 암이 될 수도 있다.

암 전문의는 건강검진을 할 때 혈액을 채취하여 종양과 관련 있는 유전자의 흔적을 찾아내는 종양 표지자(tumor marker) 검사를 함으로써 그 사람이 앞으로 암 발생 가능성이 높은가, 암세포가 이미 발생한 기미가 있는가를 찾아낸다. 암 환자에게는 특정 종양 유전자 검사에 의해 어떤 방법의 치료가 더 잘 들을 것인가, 치료해도 잘 안 듣는 유전자의 조종이 있는가 하는 검사를 한다. 나아가 특정 유전자의 성분을 추출해서 주사하여 암 치료를 하기도 한다. 한 사람의 몸속 유전자의 상태를 정밀하게 분석하여 그 상황에 알맞은 치료를 해줌으로써 암 치료의 성공률을 높이는 것을 요즘에는 맞춤치료라고 하는데, 이는 첨단의학으로 인정받는 표적치료(targeted therapy)라고 부른다.

종양 유전자는 원래 스스로 생존해 있던 자기 복제자 중의 하나로서 수천만 년 전에 사람 몸에 뛰어 들어와 자리 잡고 생존을 이어가고 있는 것으로 알려져 있다. 바이러스 형태로 있던 것이 인체에 감염, 퓨전이 되었고 이것이 암을 발생시킨다. 이기적인 유전자 번식 방법의 대표적인 한 형태이다.

방사선에 대하여

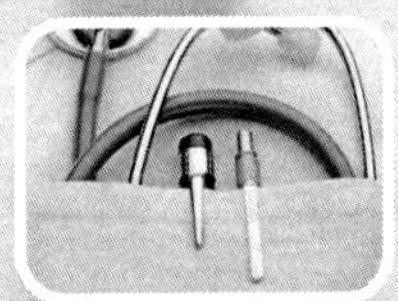 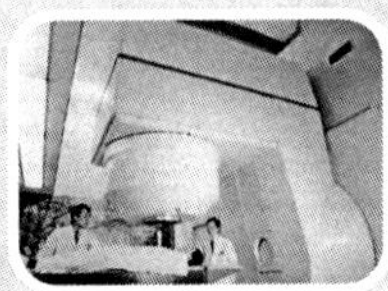 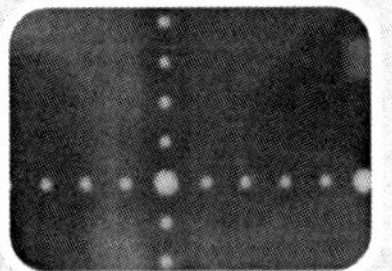

9988하게 사는 법

황토방의 비밀

어릴 때 읽은 동화에 이런 것이 있었다. 임금이 있는데 임금을 독살하려 한다. 이때 독살시키려 하는 사람은 대개 임금의 삼촌이나 동생이다. 결국 독을 음식에 타서 임금에게 먹였다. 그런데 임금은 죽지 않았다. 어찌된 일인가? 임금은 자기가 독살될 것에 대비하여 평소에 오랜 동안 그 독을 매일 조금씩 먹었기 때문에 저항이 생겨 독을 탄 음식을 먹고도 아무 일 없었다.

이 이야기는 과학적(독물학)으로 옳다. 이것을 호르메시스(hormesis)라고 한다. 즉 미량의 독성은 인체 세포를 오히려 활성화시킨다는 이론이다. 그래서 평소보다 더 저항력이 강해져서 다른 사람은 죽을 수 있는 양의 독을 먹어도 멀쩡할 수 있다는 것이다. 방사선에서도 이 이론이 적용된다. 방사선이 세포를 사멸시키는 작용을 하므로, 대량 방사선 피폭으로 인해 세포가 손상을 입어 방사선병(radiation sickness)이 발생하고 암에 걸리며 기형이 생기고 사망에 이르기도 한다. 그러나 매우 적은 양의 방사선은 인체에 더 이로운 작용을 하여 체세포를 더욱 건강하게 활성화시킨다는 뜻이다.

우리는 방사선이 없는 곳에서 살 수 없다. 우주에서 오는 방사선, 지구 곧 땅에서 올라오는 방사선, 자연 속에 존재하는 방사성 동위원소가 음식물 속에 함유되어 체내에 흡수되는 방사선 등이 인체의 방사선 피폭의 원인이 된다. 이것을 전문 용어로 자연 방사선(natural background)이라고 한다. 그리고 여기에 호르메시스 이론을 적용하면 이 소량의 방사능이 인체에 오히려 이롭다는 이야기이다. 나아가서 방사능이 완전히 차단된 상태에서는 반대로 건강을 유지하지 못할 것이라는 뜻이다.

프랑스 연구자들이 짚신벌레를 지상에 있는 연구소에서 키우기, 그리고 알프스산 속 해발 3,000m인 몽블랑 산록의 도시 샤모니(Charmony)에서 우주 방사선을 더 많이 받도록 하여 키우기, 또 지하 100m 깊이의 자연 방사선이 거의 없는 상태에서 키우기, 이 세 가지 실험을 동시에 했다. 그런데 방사선을 가장 많이 받은 몽블랑 샤모니에서 키운 놈은 왕성하게 잘 자라는 데 비해, 땅 밑 방사선을 차단한 곳에서 키운 놈은 비실비실하더라는 것이다.

지금은 없어졌지만 라돈 목욕탕이라는 곳이 있었다. 목욕물에 방사능 물질인 라돈을 풀어 일부러 방사능 피폭을 받도록 해서 건강에 더욱 보탬이 되도록 하자는 것이었다. 자연 속에 있는 방사선의 대부분이 라돈으로서 콘크리트 건물 속에 많다. 충청북도 괴산 지방에는 땅에서 나오는 자연 방사선이 다른 지역보다 많다. 충주시 외곽 어느 우물에서는 라돈 함유량이 타 지역보다 10배나 많이 측정되어 시끄러웠던 적이 있다. 이렇게 장소에 따라 자연 방사선 양이 다르게 분포한다.

라돈은 과도히 흡입하면 (공기 속에 떠돌아다닐 수 있으므로) 폐암의 원인이 될 수도 있다. 그래서 선진국에서는 자기 나라 전국의 땅에서 라돈 또는 자연 방사선을 모두 측정하여 방사능 분포지도를 작성한다. 전국 방방곡곡의 라돈 수치를 측정하여 분석한다는 말이다. 그 결과 예를 들어 미국은 콜로라도 덴버 지역에 자연 방사선이 많고, 독일은 남독일 바바리아 지방 동부 등에서 자연 방사선이 높게 측정된다. 중국의 어떤 지역은 전국 평균치보다 20배 이상 많이 측정된다고 한다.

우리나라는 현재 전국 라돈 지도를 작성하고 있는 중이다. 일전에 영국에서 라돈을 전문적으로 공부하고 왔다는 김 모 박사를 만난 김에 우리나라의 라돈 치는 어떤 곳에 많으냐고 물었다. 그러자 자신의 측정 경험 결과로는 시골 황토 오막살이 방안에 가장 많다고 했다. 아마도 시골 오막살이 농가는 창호지 한 장으로 바깥 냉기를 차단하기에 역부족이어서 문을 꼭꼭 걸어 잠그고 생활하기 때문에 환기가 안 되어 라돈이 축적되어 그런 것 아닌가 하며, 예상과 다른 의외의 결과라고 결론 지어 말했다.

하지만 나는 이것이구나 하고 무릎을 쳤다. 황토에서 라돈이 많이 나온다는 말이다. 산골 오막살이 흙집을 단순히 볼 것이 아니다. 요즈음 황토가 건강보조 재료로 많이 거론되고 있다. 건축 재료 전시회에 가면 황토 벽돌이 많이 나와 있다. 황토와 통나무로 집을 지으면 여름에 시원하고 겨울에 따뜻하며 건강에도 좋다고 한다. 그 외에도 황토 매트, 황토 마사지 팩도 나올 뿐 아니라, 어느 지방에서는 황토 축제를 열어 황토 펄에서 뒹굴기도 한다. 왜 황토인가?

실제로 시골 농가에서 벽과 바닥이 황토로 된 온돌방에 장작으로 군불을 때고 뜨뜻한 바닥에 누워 땀 좀 흘리고 나면 기분이 상쾌하고 시원한 느낌이 들지 않는가? 굳이 그것이 아니더라도 찜질방에 가면 황토 찜질방이 있고, 한증막도 황토로 만든다. 그곳에 라돈이 많다는 말이 된다. 그 황토 속에 갇혀서 땀을 흘리면 땀구멍이 열린 상태로 라돈의 침투가 용이해진다. 즉 라돈 방사능이 호르메시스 작용을 하여 인체 세포를 활성화해서 생명의 기운을 좋은 쪽으로 만들어 주기 때문이다. 이 마지막 이야기는 순전히 내가 만든 가설적 신 이론이지만(실험으로 증명할 수도 없는 이론) 그럴 듯하지 않는가? 황토 자체가 아니라 그 속에 많이 들어 있는 라돈에서 방출하는 미량의 방사능이 건강에 좋다는 말이다.

앞서 말한 외국의 고 방사능 지역의 주민들은 방사능을 전국 평균치보다 20배나 많이 받으면서 살지만, 모두 암에 걸려 일찍 사망하는 것이 아니라 오히려 전국 평균치 수명보다 더 수명이 길다. 미량의 방사선 노출로 수명은 몰라도 더 건강한 삶을 사는 것에는 틀림없다.

원자폭탄과 체르노빌 사고만 생각하면 수많은 사람의 목숨을 앗아간 무서운 방사능이지만, 우리에게 이렇게 좋은 작용도 하는 것이다. 필자도 방사선과 전문의 35년차로서 그동안 평생 환자 진료로 인한 방사선 노출이 다른 의사에 비해 월등히 많다. 아무리 히포크라테스 선서를 했지만 내 목숨 바쳐 암 환자를 치료하자고 살신성인하는 것은 아닌데, 그런데도 건강히 잘 살고 있다.

생활을 돕는 방사선

방사선이라고 하면 위험한 것이라는 생각을 떠올리는 사람이 대부분이다. 실제 대량의 방사선은 인체에 해를 미친다. 방사선은 인류가 발견한 불 다음 가는 강력한 에너지이다. 그러므로 불처럼 잘 이용하면 사람의 일상생활에 보탬이 되고, 잘못 사용하면 화상을 입듯 피해를 입는다. 그런데 방사선에 대해서 이로운 면은 잘 알려져 있지 않고 나쁜 면만 많이 알려져 있다. 그것은 핵무기에 대한 공포와 환경 운동가에 의한 원자력 기피증으로 원자력과 방사선에 대한 지식이 부정적인 면만 과장되게 부풀려진 결과 때문이다.

방사선은 문명이 발달할수록 그 이용도가 기하급수적으로 커지고 있다. 이미 우리 생활에 깊숙이 들어와 있는 방사선이 어떻게 이용되고 있는지에 대하여, 그리고 우리가 어떻게 방사선과 더불어 살고 있는지 알아보자.

방사선의 특징은 투과력(물질을 변화시키지 않고 투과함), 전리작용(물질을 구성하는 분자를 쪼개어 전기적으로 분해함), 감광작용(사진 필름에 영상을 만듦), 형광 발생(형광 물질에 닿으면 스스로 발광을 함) 등 네 가지가 있다.

그 중 전리작용은 생물학적 현상으로 세포에 손상을 가한다. 이 작용을 이용하면 세균(세포)을 죽일 수 있고, 이것은 바로 소독에 이용할 수 있다. 그것은 살아 있는 세포(세균)만 죽이며 그 물질의 성질은 변화시키지 않으므로 아주 유용하다. 그래서 의료기구인 주사기나 거즈, 약품 등을 소독하는 데 쓴다. 사람들이 먹는 음식물을 방사선으로 멸균하면 음식은 변하지 않고 부패균만 없애 버릴 수 있다. 이른바 식품 조사(照射)이다. 학교 급식이나 식품의 장기 보관에 사용된다.

농산물 저장에도 방사선이 많이 사용된다. 마늘이나 양파를 수확한 후 대량으로 저장해 놓고 조금씩 꺼내 써야 하는데, 장기간의 저장으로 순이 나와 버리면 모두 버리게 되고 만다. 이때 방사선 처리를 해두면 새 순이 싹을 틔우지 못하게 되어 장기간 저장할 수 있다.

방사선의 세포에 대한 작용은 세포의 유전형질을 변형시킬 수도 있다. 즉 돌연변이를 유도하는 것이다. 이 기술은 꽃시장에서 적용된다. 네덜란드 암스테르담 꽃시장에서 튤립을 수입해 온다. 우리나라도 김해 화훼단지에서 키운 꽃을 동경에 내다 판다. 이 과정에서 장기간 보관 운송으로 꽃이 소비자에게 간 지 얼마 되지 않아 시들어 버리면 안 된다. 그래서 씨앗의 생식세포에 방사선 처리를 하여 돌연변이를 만들면 꽃의 색깔이 더 예쁘고 화려해 지며, 시장에 내다 파는 과정 중에도 오랜 동안 싱싱함을 유지할 수 있다.

옛날 쌀이 모자라 식량 증산이 최대의 과제였던 시절, 한국 원자력연구소 방사선 농학 연구 팀에서 방사능을 이용하여 벼의 돌연변이종을 개발했다. 그러한 현상은 세계적인 추세였고, 일본에서도 식량 증산을 위해 새로운 벼 품종을 많이 개발했다. 그래서 만들어진 새 벼 품종은 벼멸구 등 병충해에도 잘 견디며 농약을 많이 안 쳐도 잘 자라고, 무엇보다 이삭이 더 많이 펴서 단위 생산량을 증가시키게 되었다. 우리는 그때 이미 유전자 변형 쌀을 먹고 있었다는 것이다. 지금 GMO(Genetically modulated organism 유전자 변형 식품)가 해로우니 아니니 하며 논란이 많은데, 돌연변이 쌀을 먹고 아무 일 없었던 일을 수십 년 전 이미 경험하였다는 사실은 아무도 지적하지 않고 있다.

그 외에도 하수 슬러지(sludge, *汚泥*라고도 하는 하수 침전물)를 방사선으로 처리하면 오염이 제거되어 정화 기술에 사용된다. 배기가스나 하수, 축산 폐수 등의 정화에 방사능 환경기술이 사용된다. 물을 담고 있는 댐, 증류탑, 대용량 물탱크 등에서 물이 새는 곳이 없는지, 보수를 해야 하는지 검사하는 데도 방사능 추적 기술이 이용된다. 야광 시계의 야광 도료(페인트)에는 방사능 물질과 형광 물질이 섞여 있어 방사선의 형광 작용에 의해 어두운 데서도 빛을 낸다. 플라스틱 등의 물질에 방사능을 가하면 물질의 성질이 변하는 기술을 이용하여 특수 목적의 물질을 제작할 수 있다. 이것은 인공관절 등 의료 목적이나 반도체 등 특수 산업에서 재료로 사용된다.

축구장 크기의 거대한 선박을 건조할 때 물에 떠 있어야 한다고 나무로 만드는 것이 아니라 철판을 사용한다. 그것도 철판 한 장 한 장을 용접으로 이어서 만든다. 이때 용접한 곳이 그야말로 물 샐 틈이 없어야 한다. 이것을 확인하는 데 방사선을 이용한다. 소위 비파괴 검사이다. 방사선의 투과력을 이용하여 용접한 곳의 엑스레이 사진을 촬영하면 용접 부위가 완벽하게 붙었는지 아닌지 다시 깨뜨려 보지 않고 알 수 있다.

원자력 발전소와 연구소의 원자로, 의료용 방사선은 여기서 제외했다. 그러나 우리가 알게 모르게, 또는 잘 알려져 있지 않은 많은 분야에서 방사능이 이용된다. 아울러 그러한 방사능 장비들은 방사능의 오염이나 누출이 되지 않도록 철저하게 관리하도록 법에 정해져 있다. 그러므로 방사능이 많이 사용되고 있다고 해서 위험하다고 느낄 필요가 없다.

방사선으로 병을 치료합니다 <홍보 자료집에 쓴 글>

한때 김정일 국방위원장이 췌장암이라는 신문 보도가 있었는데, 그러면서도 1~2년 살 것이라고 했습니다. 잘못된 보도였을 것입니다. 췌장암은 치료가 안 되면 3개월을 넘기기 힘들지요. 김정일은 췌장암에 대한 어떤 치료도 한 흔적이 없습니다. 사이버 나이프 방사선 수술 치료만 유일하게 췌장암 환자를 1~2년 이상 살립니다.

방사선이란?

방사선이란 무엇일까요?

방사선 하면 우리는 원자폭탄을 바로 연상하게 됩니다. 그것도 틀린 말은 아니지요. 터뜨리면 방사능이 쏟아져 나와 인명을 살상하는 것이 원자폭탄이니까요. 그런데 방사선은 그러한 데에만 쓰이는 것이 아닙니다.

방사선은 한 마디로 에너지입니다. 에너지는 힘이지요. 물리학에서는 에너지라는 힘이 항상 어디든지 꼭 같이 존재한다고 합니다. 예를 들어 돌멩이를 땅에서 일정한 높이에서 손에 들고 가만히 있으면 이것을 정지 에너지라 합니다. 그 돌멩이를 놓아 버리면 무게에 의해 땅으로 떨어지지요. 이것을 운동 에너지라 합니다. 운동 에너지는 없던 것이 어디에서 온 것이 아니라 정지 에너지가 있었기 때문에, 즉 일정한 높이에 있었기 때문에 운동 에너지로 바뀐 것뿐이지요. 이것을 에너지 불변의 법칙이라고 합니다.

방사선도 이러한 에너지로 되어 있습니다. 다만 돌멩이처럼 물질이 아니기 때문에 사람이 눈, 코, 입, 피부로 감지하여 느끼지는 못합니다. 그런데 이 에너지가 힘이 얼마나 세냐 하는 것과 방사선의 양이 얼마나 많으냐 하는 것이 중요합니다.

물의 예를 들어 보겠습니다. 시냇물은 가벼이 흐르기 때문에 손으로 떠서 마실 수도 있고 세수도 할 수 있습니다. 이때는 무슨 힘이 있는 것은 아니지요. 그런데 소방 호스로 불을 끄기 위해 물을 쏠 때는 엄청난 힘으로 분출되어 집의 유리창이나 문짝 정도는 쉽게 부셔 버리는 힘을 가지고 있지요. 댐이 지진으로 무너져서 그 많은 물이 쏟아져 내린다면 집도 쓸려가고 사람도 떠내려가서 모두 파괴해 버립니다.

방사선도 힘이 약하고 양이 적으면 엑스레이 사진 촬영 정도에나 사용될 뿐 인체에 아무런 영향이 주지 못합니다. 그런데 힘을 엄청나게 강하게 만들고, 양적으로도 다량의 방사선을 사람에게 쪼이면 사람을 구성하는 세포가 손상되어 치명적인 피해를 입게 됩니다. 이렇듯 강하면서 다량인 방사선을 암세포에 쪼이면 암세포가 죽게 되는 것이지요.

방사선의 종류

방사선은 어떻게 만들어질까요? 에너지라고 했으니 소방 호스처럼 강한 힘으로 방출되도록 하는 어떤 장치가 있어야 하겠지요. 이 세상에는 방사능 물질, 즉 방사성 동위원소라는 것이 있습니다. 동위원소는 자체에서 원자핵 붕괴라는 작용이 끊임없이 일어나면서 그 결과로 감마선이라는 방사선 에너지를 방출합니다. 그래서 동위원소는 닳아 없어질 때까지 끊임없이 방사능이 방출됩니다. 방사능이 처음 양의 반이 닳아 없어질 때까지의 기간을 반감기라고 하며, 방사성 옥소는 8일, 골 스캔을 하는 방사성 테크네슘은 6시간, 자궁암 치료를 하는 이리듐은 74일, 방사선 치료기에 쓰이는 코발트는 5.2년 등 동위원소마다 차이가 많이 납니다. 그래서 그 기간이 지나고도 계속 쓰려면 동위원소를 교체해야 합니다.

반대로 엑스선은 엑스선관이라는 장치에서 발생합니다. 뢴트겐 박사가 발명한 엑스선관은 진공관 속에서 양극과 음극에 고전압을 걸어주면 음극의 음전자가 양극에 끌려가서 양극의 텅스텐 벽을 때려, 그 충돌하는 힘 중 일부분이 엑스선 에너지가 되어 방출되는 것이지요. 그리고 전기를 끊어 버리면 방사선은 발생되지 않습니다. 그래서 엑스레이 촬영을 할 때나 방사선 치료를 할 때 스위치를 넣는 순간에만 엑스레이 방사선이 발생되어 나옵니다. 그러므로 장비가 노화될 때까지 교체 없이 계속 사용이 가능합니다.

방사선 치료란?

방사선에 의한 암 치료는 암세포를 죽이는 동시에 그 옆에 있는 정상세포에는 손상을 가하지 않아야 합니다. 방사선이 쪼여지는 장소에는 암세포만 있는 것이 아니라 정상세포도 같이 어울려 있기 때문입니다. 뒤집어서 말하면 방사선 치료를 할 때, 쪼이는 장소에서 어떤 세포(암)는 많이 손상 받아서 많이 죽어야 하고, 어떤 세포(정상)는 전혀 손상을 받지 않아야 하는 상반된 현상이 동시에 생깁니다. 이것이 암 치료를 잘하고 못 하는 방사선 치료 기술의 중요한 포인트입니다. 여기에는 여러 이론과 기술, 방사선 치료 장비, 방사선 치료 계획의 정밀도, 세포 생물학, 약리학, 기타 등등 의학적인 요소 외에 많은 고도의 과학적 지식과 기술이 복합적으로 관계되어 있습니다.

방사선 치료는 암세포를 죽여야 하므로 방사선의 에너지가 높아야 하고, 양도 엄청나게 많아야 합니다. 방사선 치료에 사용되는 방사선은 앞서 말한 동위원소에서 방출되는 감마선과 엑스선관이라는 장비에서 만들어지는 엑스선이 있는데, 이것은 모두 물질이 아니고 에너지만 있으므로 이를 광자선(光子線; photon)이라고 합니다. 그런 반면 물질을 방사선으로 만들어 사용할 수도 있으며, 이를 입자선(粒子線; particle)이라 합니다.

이 세상의 모든 물질은 각종 원자가 결합하여 구성하고 있습니다. 원자는 가운데에 핵이 있고 그 주위를 전자가 돌고 있습니다. 핵은 양성자와 중성자, 그 외에 작은 티끌과 같은 소립자들로 구성되어 있습니다. 이 전자, 양성자, 중성자 같은 입자들을 분리하여 각각 방사선으로 만들게 됩니다. 그런데 이런 입자들은 돌멩이처럼 물질 덩어리입니다. 가만히 두면 공중에서 돌멩이처럼 정지해 있게 됩니다. 그래서 강한 힘을 가진 방사선이 되어 인체 내의 암세포를 죽일 수 있으려면 강력한 운동 에너지가 주어져야 합니다. 돌멩이라도 살짝 던지면 유리창이 깨어지지 않습니다. 그런데 야구 투수처럼 던지면 유리가 박살나겠지요.

입자들이 강한 운동 에너지를 얻기 위하여, 즉 입자를 강하게 날아가도록 하는 데는 어떤 장치가 필요합니다. 이 장치들을 가속기라 합니다. 입자를 거의 빛의 속도로 가속시켜 인체 내의 암세포에 쪼이는 기계를 말합니다. 전자를 가속하면 전자 가속기, 양성자나 더 큰 입자를 가속하면 입자 가속기라고 분류합니다.

110여 년 전 뢴트겐 박사가 엑스선관을 발명하여 엑스선이 나왔고, 큐리 부인이 라듐을 발견하여 방사성 동위원소의 존재를 발견하게 되어 감마선을 알게 되었습니다. 그 후 바로 이 방사선들로 암 치료가 시작되었습니다. 이후 차츰 방사선의 발생과 그 성질에 관한 과학적 발견들이 쏟아져 나오고 장비들의 개량을 통해 현재와 같은 첨단 방사선 치료 시대가 열리게 된 것입니다.

방사선 치료 장비

가장 흔히 사용하는 것이 선형 가속기입니다. 이것은 전자 가속기로서, 전자를 가속하여 전자선 치료를 할 수도 있고, 가속된 전자를 텅스텐 벽에 충돌시켜 엑스선을 방출하도록 해서 광자선인 엑스선 치료도 할 수 있습니다. 보통의 방사선 치료는 거의 80%가 선형 가속기를 이용한 엑스선 치료입니다. 높은 에너지로 방출되는 엑스선은 매우 정밀한 방사선 선량 분포를 얻을 수 있기 때문입니다. 선량 분포란 방사선이 치료를 해야 하는 부위의 조직에만 얼마나 정확히 쪼여지고, 주위의 피해야 하는 정상 조직에는 얼마나 정확히 방사선이 안 가게 되는가, 그 정도를 파악하는 기술을 말합니다.

최근에 컴퓨터 공학이 발달하여 방사선이 선형 가속기에서 의사가 원하는 대로 정밀하게 방출되도록 할 수 있고, 방출되는 방사선을 원하는 대로 이리저리 변형할 수 있도록 이차적인 작업을 할 수 있어서, 이런 기술들을 독특하게 발전시킨 여러 장비 또는 기술들이 개발되어 왔습니다. 바로 IMRT(세기 조절 방사선 치료), IGRT(영상 유도 방사선 치료), 토모테라피(연속단층 방사선 치료), Rapid-arc(래피드아크 고속회전 방사선 치료), 감마나이프(감마선 방사선 수술), 사이버 나이프(로봇 방사선 수술), 양성자선 치료기, 중입자선 치료기 등 첨단 치료 기술들이 이러한 것입니다.

위의 첨단 기술 또는 장비들은 지금으로서는 어느 것이 더 낫다고 꼬집어서 비교할 수 없을 정도로 모두 특징적인 첨단성을 가지고 있습니다. 각각의 기술마다 적절한 대상 환자가 결정이 되며, 환자의 암의 종류, 상태, 주위 정상 장기의 종류, 환자의 건강 정도 등 수많은 조건들을 가지고 그 환자에게 꼭 맞는 치료 방법을 선택해야 하며, 그랬을 때 완치의 확률이 높게 되는 것이지요. 혹 인터넷 등에서 홍보 목적으로 무조건 좋은 치료라고 되어 있는 정보만으로 첨단 치료를 찾아다니기 위해 이리저리 병원을 메디컬 쇼핑 다니는 것은 좋은 방법이 아닙니다.

이 모든 첨단 기술들은 암세포에 정밀하게 방사선이 조사(照射)되고, 정상 조직을 0.1mm 오차로 정밀하게 피하고, 그래서 종양에 분포하는 선량을 더 많이 줄 수 있어 암 조직이 선별적으로 제거되는 효과를 더욱 향상시킵니다.

방사선 치료의 현재와 미래

이러한 기술의 발전은 21세기 들어와서 더욱 경쟁적으로 개발, 발전되고 있습니다. 치료가 잘되게 하기 위하여 인체 몸속의 구조를 특수하고 정밀하게 촬영한 영상이 필요합니다. 그래서 발전을 이룩한 정밀 영상 촬영장비들: 첨단 고 해상 CT, 생태적 특성 촬영 MRI, 영상 퓨전 PET, 기타 생물학적, 기능적, 영상 진단 장비들을 활용하여, 암세포의 단순한 세포조직만 찾아내는 것이 아니라, 같은 암세포 조직 내에서도 치료가 잘되는 부위와 저항성인 세포 분포 부위를 파악하여, 각각 그에 맞는 방사선 치료를 서로 달리함으로써 치료 성공률을 더 높이게 됩니다. 또한 약제를 개발하여 방사선에 잘 듣지 않는 암세포를 잘 죽게 하든지, 손상받기 쉬운 주위 정상 조직세포를 방사선 피해로부터 이겨내게 하든지 할 수 있는 방사선 민감제, 방사선 보호제 등도 개발되고 있습니다.

우리나라 통계에서 2008년에 전체 암 완치율이 50%를 넘어선 것은 이러한 끊임없는 연구 기술 개발에 매진한 덕분으로 이루어진 결과가 아닌가 생각합니다. 암 치료의 미래는 그래서 밝다고 생각합니다. 이제는 암환자가 진단 후 죽음에 대한 공포에 떠는 시대가 아니라, 치료 후 생활의 질적 향상을 얼마나 빨리, 얼마나 더 좋게 얻게 될 것인가를 생각하는 시대가 되었다고 할 수 있습니다.

가속기가 가속된다?

최근 한국 원자력 의학원의 부산 기장 동남권 분원에 입자선 가속기를 설치하도록 하는 조치가 국가적 과제로 거의 확정되었다. 원자력 의학원에서는 부산에 단순한 암병원을 개원하는 것으로 기왕의 부산의 암 진료 중심 병원들과 마찰적 경쟁을 하자는 것이 아니다. 첨단 특수 암 치료기로 기존의 방법으로 치료가 안 되는 암을 치료하게 되고, 새로운 암 치료 기술을 개발하는 것뿐 아니라, 원자 핵물리 연구 장비로서 과학기술 개발 역량에 의한 지역경제, 과학, 산업적 발전 도모에 일익을 한다는 명분이 서고, 정부는 부산시 기장군의 소망과 나아가 국가 암 의학 과학기술 개발에 중점적 지원을 한다는 시책에 합당한 목표를 세웠다는 데에 상호 이익적 가치를 인정받게 되었다.

그러나 우선 예산이 승인 시점에서 2,500억 원, 다른 나라에서의 경험들을 볼 때 입자선 가속기 설치 과정에 처음 예산을 세운 후 예측 못 한 이유들에 의해 추가 예산 투입이 불가피한 것을 감안하면 3,000억 원 이상이 소요될지도 모른다. 하기야 나로호 발사가 성공적이지 못했지만 단 110초 동안에 1,000억 원을 날려버릴 수도 있는 것에 비하면 이 예산은 날아가는(?) 것이 아니라 돈이 좀더 들어간다는 것일 뿐, 결국 국민 건강에서 중요한 역할을 하여 연간 최소한 수백 명의 죽어가는 암환자를 살려낼 것으로 기대되므로 그만한 가치가 있는 일이다.

또 하나 중요한 것은 필요한 수많은 고급 인력이다. 지금 현재 입자선 가속기로 암환자를 치료하고 있는 나라는 일본과 독일뿐이다. 그 나라에서는 10년 내지 20년 전부터 가속기 기술을 핵물리학자와 가속기 과학 기술자들이 오랜 기간 연구 개발해 왔다. 그래서 그 결과물로 제작한 암 치료기를 임상에서 환자에게 다시 적용해 오기를 10~20년간 한 결과, 특정한 암 치료에 탁월하다는 것을 알게 되었고 이러한 오랫동안의 연구개발과 그에 따른 인력 양성이 밑받침 되고 있다. 그러나 우리나라는 가속기 기술에 관계하고 있는 과학자들이 여러 대학과 연구기관에 분산되어 있으며, 그 수도 아주 적은 숫자밖에 안 되어 인력 투입에 어려움이 예상된다.

가속기란 전자, 양성자, 핵 소립자 등과 같은, 원자를 구성하는 입자들을 거의 빛의 속도로 가속하여 원자의 구조, 생성, 핵반응 등 핵물리학 연구에 사용하는 것이다. 그래서 가속기에서 분출되는 입자 방사선을 인체의 암 치료에 방사선의 일종으로 사용하게 된 것이다. 뢴트겐의 엑스레이나 큐리 부인의 감마선은 물질이 아니고 빛과 같은 에너지일 뿐이므로 입자 방사선과는 다르다. 그리고 쉽게 얻을 수 있어 인체의 암세포를 죽이는 데 사용한 지 오래되었다.

그런데 가속기 기술이 개발되고 에너지만이 아닌, 아주 작지만 돌멩이와 똑같은 물질인 입자를 가속할 수 있게 되어 의료용 가속기가 상용화되었다. 처음에는 양성자에 비해 2,000분의 1 정도로 작은 전자선을 가속하는 선형 가속기가 개발되었고, 현재의 방사선에 의한 암 치료의 대부분을 이 장비로 하고 있다. 우리나라에는 약 100기의 선형 가속기가 각 병원에서 암 방사선 치료에 사용되고 있다.

전자보다 2,000배나 더 무거운 양성자를 가속하는 기술은 훨씬 수준이 높고 가속기도 훨씬 거대해져서 운전에도 고도의 기술이 필요하다. 그러나 양성자선으로 암 치료를 해보니 주위의 정상 장기 손상을 줄이는 정밀도가 매우 높아 임상에 널리 쓰이게 되었다. 이 경우도 미국, 러시아, 영국, 독일, 남아프리카 등 유명한 핵물리/가속기 연구소에서

1980~90년대에 집중적인 임상연구를 한 결과 특정한 암에서 특정한 방법으로 사용하여 매우 훌륭한 결과를 얻었다는 논문들을 발표한 결과이다. 지금 전 세계에 20여 기가 사용 중이며, 우리나라에는 국립 암센터에 한 기가 설치되어 가동 중이다.

양성자선 치료기는 가속기가 거대해지지만, 이를 병원에서 암 치료에만 집중 치료하기에 적당하도록 장비의 효율 향상을 위해 개선한 모델들을 개발하여 사용이 편리해졌다. 그래도 300~500억 원 정도의 돈이 드는 장비이므로 아무 병원에서나 간단히 도입할 수는 없다. 투자한 만큼의 자본을 회수하고자 환자에게 치료 당 7, 8천만 원씩의 의료비를 물게 할 수는 없기 때문이다.

한때는 양성자를 가속, 중성자를 방출하여 중성자선 치료로 암 치료 성적을 올리려는 시도가 있었고 특정한 암에서 효과를 보기도 하였으나, 주변 정상 조직 손상이 너무 심해 지금은 없어졌다. 이 장비는 가속기가 양성자선 치료기보다는 20분의 1 정도로 돈과 기술의 수준이 낮으므로, 1970~80년대에 전 세계 30여 곳에서 가동되었으며, 원자력 의학원에서도 1984년부터 1995년까지 가동된 바 있다.

양성자보다 몇 배 큰 중입자를 가속하여 암을 치료하는 것은 독일과 일본에서 연구하여 현재 사용 중이지만, 그야말로 천문학적인 돈이 들어간다. 그러므로 오래 전부터 가속기 연구개발을 해오지 않은 연구소에서는 쉽게 설치하기 어렵다. 그러나 중입자들 중에도 탄소 입자를 사용하면 과거 중성자선 치료의 특별한 효능과 같고 정밀도에서는 양성자선과 같아, 일종의 꿈의 치료기처럼 그 효능을 인정받고 있다. 그래서 병원에서 설치하여 가동하기 쉬운 모델로 개발하여 산업화하는 방향으로 가속기 관련 산업이 움직이고 있다. 그리하여 이번에 원자력 의학원에서 약 5년여에 걸쳐 검토하고 정부와 협의, 부산 기장군과 상의해서 성공시킨 것이다.

가속기 기술은 일반 기업에서 장치산업처럼 거대한 장비, 돈, 기술, 인력이 소요되므로 그러한 조건을 다 갖추기가 어려워 쉽게 다루어지지 않는다. 가장 발달되고 선도적으로 가고 있는 곳은 스위스 제네바 근교에 있는, 직경 8km를 원의 형태로 달리는 가속 터널 구조로 되어 있는 시설을 가진 CERN이 있다. 이 연구소는 수천억 원 드는 연구가 즐비하고 수많은 세계적인 과학자들이 연구원으로 활동하고 있다.

따라서 가속기를 설치할 때 단순히 기초과학 연구에만 사용한다고 하면 엄청난 연구비 지원을 확보하기 어렵기 때문에, 보통 가동되면 의료용으로 사용하여 난치병들을 퇴치하는 데 혁혁한 공을 세울 것이라고 사족을 단다. 그래야 큰 자금을 사용하는 데 대한 변명이 되기 때문이다. 우리나라는 벌써 20년이 훨씬 넘었지만, 포항 가속기를 설치할 때 거기서 방출되는 방사선으로 암 치료에 기여할 것이라고 사용 목적에 명시한 바 있다. 그러나 그 방사선은 인체 암 치료에 절대 사용 못 하는 것이다. 그래서 설치 이후 인체에 사용해본 적이 없다.

탄소를 이용한 입자선 암 치료는 현재 일본에 두 곳, 독일에 한 곳이 가동 중이고, 앞으로 계획이 확정되어 준비 중인 곳은 추가로 일본에 두 곳, 독일에 한 곳, 이태리에 한 곳이 있으며, 미국과 한국에서 구체적인 검토를 한 곳씩 하고 있는, 그야말로 첨단, 희귀 장비 시설이다. 앞으로 장비의 소형화, 가격인하, 임상적 응용기능 순화 등 개선이 이루어지면 구미 선진국에서는 도입, 설치할 의료기관의 수가 늘어날 전망이다.

그러나 탄소 중입자 치료 가속기는 한마디로 단순한 방사선 치료기가 아니다. 막대한 예산, 인력이 소요된다. 따라서 원자력 의학원도 인력 보강을 위하여 다방면의 노력과 외부로부터의 지원을 모색하고 있다. 그런데 최근 들어서 이 정부의 분위기도 영향을 많이 주었겠지만, 각계에서 입자 가속기 설치에 대하여 요구가 부쩍 늘어나 의아해 하지 않을 수 없다.

원자력 의학원은 1985년부터 양성자선 가속기, 중선자선 치료기 이용 기술 개발, 의료용 가속기 국산화 등 자체 가속기 기술을 축적해 왔다. 그것을 바탕으로 하여 중입자 가속기 및 치료기 도입을 5년 이상 검토해 오면서 결정한 것이다. 그런데 다른 기관에서의 계획을 보면 가속기 가동 경험이 없이 가속기를 설치하여 연구용 또는 임상용으로 쓰게 해달라는 요구가 여럿 있어서 좀 걱정스럽다.

가장 멀게는 경주에 건설 중인 원전 폐기물 처분장이다. 그곳은 처음 정부에서 폐기물 처분장 건설을 동의하는 지역에 지역 발전용으로 한수원 이전과 함께 양성자 가속기 시설을 해주겠다고 한 것 때문이다. 나는 가속기를 설치하는 것이 그 지역의 경제 발전이나 고용에 얼마나 도움이 될지 극히 의문스럽다. 가속기 시설은 첨단 고등 과학기술이기 때문에 아무나 채용되어 합류할 수 없다. 그래서 가속기 설치를 왜 지역발전 지원 혜택이라고 생각하고 함께 넣었는지 이해가 안 간다.

그 뒤 중부권 과학 벨트. 기획을 어디서 했는지는 몰라도 아직도 진행 중이다. 건설 장소를 어디로 생각하고 있는지 모르겠지만 입자선 가속기를 설치하여 과학 진흥에 사용하고자 한다고 한다. 그래서 교과부에서 원자력 의학원 기장병원에 설치하는 것과 국가적으로 보면 규모 면에서 중복투자가 된다고 반대를 했다. 그래서 처음에는 의료기관에서는 안 쓰고 오로지 핵물리 연구에 쓰겠다고 하였는데, 최근에 와서는 슬슬 일부 개조하여 암 치료에도 사용하겠다는 의사 표시를 하고 있다. 포항의 예와 같다.

그 다음에는 대전시에서도 한 번 시의 발전 계획에 입자선 가속기가 거론된 적이 있었다. 그리고 고리 원전 주변 주민들의 요구. 그들은 30

년 된 고리 원전 원자로를 폐기하라고 주장했는데, 정부에서 10년 연장 가동을 발표하니 강력히 반발하다가, 결국 지역발전을 위해 입자선 가속기를 설치해 달라는 조건을 걸었다고 한다.

나는 이런 요구들을 접하면서 해당 관계자들이 입자선 가속기가 어떤 것인지에 대해 얼마나 충분한 검토를 하고 필요하다고 하는지 알고 싶다. 나의 생각으로는 현재 상황에서 우리나라에는 한 대의 탄소 입자선 가속기 암 치료기만 있으면 족하다고 생각한다. 우리나라의 현재의 인력을 모두 집중하여 한 개의 입자선 가속기 연구개발에 공동으로 참여한다 해도 넘치지 않을 것으로 생각되기 때문이다. 핵물리만 연구한다 해도 그렇게 많이 있어야 하는 것도 아니며, 암 치료에는 정말로 하나면 족하다. 양성자선 치료기라면 두세 개 있으면 될 것이다. 워낙 많이 필요로 하는 돈과 인력의 투자 규모에 비해서 얻는 것을 따져볼 때 그렇다는 말이다.

방사선 치료에 대한 오해들

정상적인 음식이 가장 좋은 식품

방사선 치료를 받는 환자는 암환자이기 때문에 영양 관리를 철저히 해야 한다. 방사선 치료에 의해 식욕이 떨어질 수 있으므로 영양 상태를 유지하기 위해 식생활에 대한 신경을 많이 써주어야 한다. 특히 비타민이 많은 채소와 단백질이 많은 육류는 필수적이다.

환자들은 여기저기서 많이 들었던 무슨 버섯, 무슨 나무 이파리, 무슨 껍질 등 일반 식품이 아닌 것을 많이 물어본다. 일반적으로 쓰는 식품이 아닌 이상한 이름의 식물이 바로 약으로 작용하는 효과가 있지 않을까 상상하기 때문이다. 그러나 그런 것은 도움이 안 된다. 인삼이 몸에 좋다고 인삼만 먹고 밥을 안 먹으면 살아갈 수 있겠는가.

우리가 항상 접하는 평소에 먹는 식품류는 가장 역사가 깊고 우리 조상들이 수천 년 동안 경험에 의해 개발해 놓은 가장 좋은 영양 공급원이다. 단지 필요한 것은 식품 속의 영양소가 우리 몸에 효과적으로 흡수되도록 먹는 방법을 잘 알아야 하는 점이다. 예를 들어, 항 발암 작용으로 잘 알려진 비타민 A는 붉은 색을 띤 당근 같은 데 많다. 그러나 비타민 A는 지방질에 잘 녹기 때문에 마요네즈 같은 지방질과 같이 먹을 때 가장 많이 흡수된다.

유방절제 환자의 고민

한 쪽 팔이 붓고 아프다며 찾아온 그녀는 2년 전 유방암으로 젖무덤을 완전히 도려내고 방사선 치료까지 받았다. 치료 후의 정기검사에서도 재발의 징후는 없어 완치된 것으로 판단했다. 이렇게 팔이 붓고 아픈 것은 치료에 의한 합병증으로서 물리치료와 진통제를 쓰는 것 외에는 신통한 치료가 없다.

최근의 초기 유방암 치료는 전부를 제거하지 않고 유방을 살리면서 종양만 도려낸 후 방사선 치료와 항암 약제를 써서 치료하는데도 완치율이 높다. 따라서 광범위한 유방 절제술을 했을 때 볼 수 있는 팔이 붓거나 아픈 합병증이 생기지 않는다. 조기에 유방암을 발견한 여성들에게는 의료 신기술이 보답하는 것이다.

그러나 좀 진행된 예에서는 유방을 다 도려내고 겨드랑이 임파절까지 완전히 제거하는 수술을 하게 된다. 그리고 항암 화학요법과 방사선 치료를 모두 병행하면 그쪽 팔이 붓는 후유증이 잘 온다. 광범위한 제거로 임파액 흐름이 막혀 팔로 들어가는 것만 있고 빠져 나오지 못하니 붓는 것이다.

그래서 한번 부기가 생기면 쉽게 빠지지 않는다. 점점 더 부어오르면 팔의 살이 팽팽하게 부풀고 그 때문에 통증이 생긴다. 이 통증은 24시간 지속되기 때문에 몹시 괴롭다. 이런 환자는 부기를 가라앉히는 방법밖에 없으므로 팔을 조이든지 주물러서 짜내듯 한다. 압박붕대를 덮어씌워 바짝 조이기도 한다. 그리고 팔을 심장보다 높은 위치로 들어 올린 상태를 유지하게 한다.

암 투병자 육식 기피증

우리나라 주부들은 자기 자신을 위한 음식을 만들거나 잘 먹지 않는다. 젊은 여성이 다이어트 하는 것은 목적의식이라도 있지만, 어머니들은 남편과 아이들을 위해서만 요리하고 식단을 짤 뿐 자기 본위로 하는 사람은 아마 없을 것이다. 이러한 현상은 나이가 많을수록 심해진다.

이런 생활에 젖은 중년 여성이 특히 그것도 경제적으로 윤택하지 못한 형편에 암이 발생하여 치료받을 경우 딱하기 짝이 없다. 더구나 방사선이나 항암제 치료를 받으면 부작용으로 입맛이 떨어지고 구역질이 나서 음식을 쳐다보기도 싫어진다.

암은 우리 몸속의 영양분을 뺏어가면서 자라기 때문에 뚱뚱하던 사람
도 살 속의 양분을 다 뺏겨 쇠약해진다. 따라서 영양 공급에 특히 신경을
써야 한다.

우리나라 사람은 최근에는 육식을 좀 하는 편이지만, 그래도 서양인에
비하면 아직 채식 민족이다. 그러므로 고단백식을 위해 고기를 많이 먹
도록 권유한다. 그러나 환자들은 한결같이 고기가 암에 나쁘지 않으냐
고 반문한다. 육식이 주식인 서양인들이 육식을 조절해야지 풍성하지
못한 식단으로 나물김치만 먹던 사람이 이제 와서 육식을 한다고 나빠질
이유가 없다.

하나 더 잘못된 것은 식이요법에 대한 오해다. 고기를 많이 먹는 것,
콜레스테롤이 많이 축적되는 것, 노인성 질환과 관계가 많은 지방질 섭
취 등을 걱정하여 섭취를 기피하는 사람이 있다. 이것은 건강할 때 나쁜
병이 생기지 말라는 목적의 식이요법으로 그러는 것이다. 그러나 이미
발생한 암을 투병하여 극복하는 데는 고단백, 고칼로리 음식이 절대 필
요하다는 것을 알아야 한다.

방사선 치료 환자의 탈모 고민

모자를 자주 바꿔 쓰고 오는 것을 보면 그녀는 상당한 멋쟁이였던 것
같다. 이제 갓 대학생이 된 그녀는 뇌종양으로 머리에 방사선 치료를 받
고 있다. 멋쟁이가 아니더라도 머리털이 완전히 다 빠져 버렸으니 얼마
나 안타까울까.

"선생님 머리가 빠집니까?"

이것은 방사선 치료를 받게 되는 암환자나 가족이 항상 물어보는 말이

다. 방사선은 국소 요법이므로 치료하는 부위의 피부에만 영향을 준다. 그러니 머리에 방사선 치료를 할 때만 머리털이 빠지고 목이나 가슴처럼 머리가 아닌 곳을 치료할 때는 빠지지 않는다.

그러나 피부 표피세포는 방사선에 약하므로 쉽게 화상을 입는다. 그래서 표피에 가까운 방사선 치료를 하는 경우, 예를 들어 유방이나 목을 치료할 때는 피부가 상하면 방사선 피부보호 연고나 크림을 발라준다.

항암 화학요법은 몸속으로 들어온 약 성분이 전신에 퍼져 암세포를 죽이는 전신 요법이므로 성한 머리털 세포가 상하여 머리털이 빠지고, 위장이 약해져 메스껍고 소화가 안 되며, 골수가 상하여 백혈구가 감소한다.

암을 수술로 치료할 때는 수술 자국이 흉터로 남는다. 그러나 방사선 치료는 자국이 남지도 않고 몸의 일부를 제거하는 것도 아니며 머리털이 빠지지도 않는다.

방사선 오염에 대한 잘못된 상식

병원 앞 민가에서 하숙을 하며 방사선 치료를 받고 있는 젊은 부인이 있었다. 항상 말이 없고 풀 죽어 있어 '병에 대한 공포 때문인가' 하고 좋은 말로 위로해 주려 애를 썼다. 그러나 알고 보니 우울증에 빠진 원인이 젖먹이 아기가 집에 있는데 따로 나와 혼자 있으니 아기가 보고 싶고 걱정되기 때문이라는 것이다.

'자택도 서울인데 가서 돌봐주면 될 것 아니냐'고 하자, 자기 몸이 방사선에 오염되었으므로 아기에게 나쁜 영향을 줄 것 같아 집에 못 간다는 것이다.

때로는 음식물을 소독하는 데도 식품조사라고 하여 방사선을 사용하는데, 이것을 시민단체에서 반대하는 것을 볼 수 있다. 방사선을 쬔 식품 속에 방사선이 남아 이를 섭취하거나 접촉하면 건강에 나쁘다는 생각에서 나온 말이다.

이는 전혀 잘못된 생각이다. 방사선을 쬐면 방사선이 침투해 들어갈 때, 그것이 식품이라면 그 식품 속에 포함되어 있는 병균을 죽여 신선도를 유지하면서 장기간 저장할 수 있도록 한다. 식품조사를 한 음식을 먹을 때에는 방사능이 남아 있지 않다. 파, 마늘, 양파 등의 장기 저장을 위한 방사선 조사 후에도 마찬가지이다. 방사선을 햇빛처럼 쪼이기만 할 뿐, 방사선이 그냥 지나가면서 살아 있는 세포의 생명을 정지시킨다. 그래서 방사선을 꺼버리면 그 뒤에는 아무것도 남는 것이 없다.

마찬가지로 환자도 방사선 치료를 받는 순간에만 방사선 작용이 일어나서 암세포를 죽이는 것일 뿐, 치료 장비로부터 벗어나면 아무것도 남아 있지 않게 된다.

방사선 오염이라는 것은 방사능을 가진 물질을 직접 주입하거나 방사능이 우리 몸에 묻거나 흡입되어 일어나는 일이다. 그러나 방사선을 쬔다는 것은 방사능을 가진 물질로부터 눈에 안 보이게 빛처럼 나오는 방사선만 이용하는 것으로서, 그 물질 자체는 새어나오지 않게 단단히 포장되어 있다. 그래서 오염이 안 되는 것이다.

그 젊은 부인은 이제 집에서 출퇴근하며 방사선 치료를 받고 있고 명랑을 되찾았다.(동아일보 칼럼에서)

제 5 장

신비로운 인체

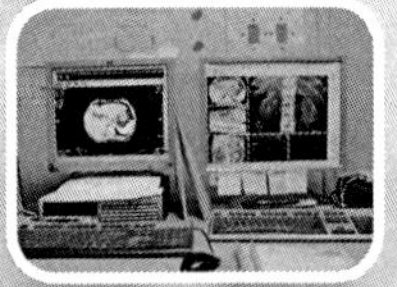 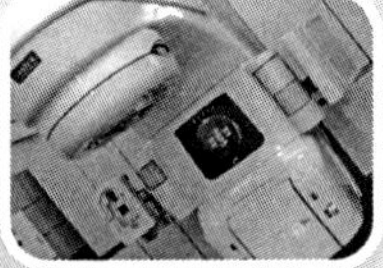 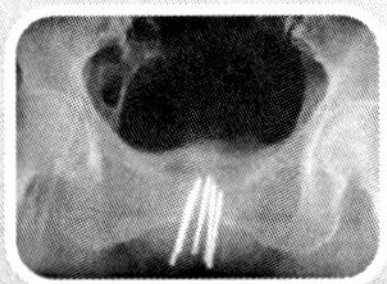

암 전문의사 류성렬 박사가 들려주는 건강비법의 허와 실

9988하게 사는 법

한의학의 내장(內臟)

한방에서 말하는 '열(熱)이 있는 사람은 인삼이 좋지 않다' 라는 말과 양방에서 말하는 '열(熱)이 있다' (fever, rising temperature)라는 말은 전혀 다르다. 그럼에도 불구하고 이를 혼용하고 있는 사람이 의외로 많다. 사용하는 용어의 글자는 같지만, 그 의미는 한방과 양방에서 완전히 다르기 때문에 그에 따른 진료 행위가 전혀 다르게 이루어지고 있음은 잘 알려져 있지 않다.

현대의학을 한의학에 대비한 말로 하면 양의학인데, 양의학이 이씨조선 말기에 도입될 때 라틴어, 영어, 또는 독일어로 되어 있는 용어를 한자와 한글로 번역함으로써 혼란이 생겼다. 왜냐하면 우리나라에 오래 전부터 한의학이 있어 왔고 그 용어가 있는데, 한의학에서 사용하던 용어가 양의학에 아무런 여과 없이 그대로 적용되었기 때문이다. 그러나 실제로는 의학의 원리가 다르므로 발음상의 용어가 일치해도 그 뜻이 달라서 매우 혼동스럽게 되었다. 또한 우리보다 양의학이 먼저 발달한 일본으로부터 많은 의학용어를 받아다 그대로 수용해서 쓰고 있어 더 복잡해졌다. 예를 들어 heart를 심장(心臟)으로 번역했는데, 한의학의 원래 뜻의 심(心)과는 의학적 해석이 다르다.

그러면 한의학에서는 내장을 어떻게 설명하는지 보자. 인체는 상초(上焦)와 하초(下焦)로 나눈다. 상초는 폐(肺)와 비(脾)로 되어 있고, 하초는 간(肝)과 신(腎)으로 되어 있다. 여기서 폐는 양의학의 허파가 아니다. 허파는 호흡을 통해 허파꽈리에서 산소와 탄산 가스를 교환하는 일을 하고, 흡수된 산소는 헤모글로빈과 결합하여 체내로 운반된다. 그러나 한

의학에서의 폐는 전혀 그것이 아니다. 한자(漢字) 본래의 뜻은 마음 폐(肺)이다. 허파 폐라고 옥편에도 되어 있는 것은 양의학이 들어온 후 lung에 대한 번역에 의한 것일 뿐이다.

신(腎)은 한의학에서는 콩팥이 아니다. 콩팥은 피를 걸러 오줌을 생산하고 배설하는 기능을 가진 장기이다. 그러나 한의학에서의 신은 인간의 생식기능과 성욕조절 등을 모두 포괄하는 개념으로서 콩팥만을 뜻하지 않는다. 한자의 뜻도 불알 신이다. 비(脾)는 양의학에서는 지라(비장)를 말하지만, 한의학에서는 비위 비이다. 비위가 좋다고 할 때의 비위를 말한다.

양의학의 간(肝, liver)은 위장관에서 흡수된 영양분을 받아서 일부는 에너지로 사용하고 일부는 지방으로 체내에 축적하는 일, 혈액을 저장하고 순환하는 일, 알코올이나 독성물질을 분해, 단백질과 지방의 합성과 분해, 담즙 분비로 소화를 돕는 등의 기능을 가진 우상복부의 1.2~1.5kg의 장기를 간이라고 부를 뿐이다. 그러나 한방에서의 간은 그 liver가 아니다. 개념이 다르며 간의 원래 한자 뜻도 마음 간이다.

이러한 내장들은 오장육부라고 하며 양의학의 장기(organ)를 의미하지 않고 더 포괄적이다. 그리고 사람의 희로애락을 관장하기도 한다. 희로애락의 감정은 뇌(brain)에서 조절되는 것이 아니다. 한의학적 의미를 보면 폐는 금기(金氣)를 저장하여 상체의 기운을 총체적으로 지탱하고 애(哀)를 관장함을 뜻한다. 비는 토기(土氣)를 저장하고 노(怒)를 관장함을 뜻한다. 간은 목기(木氣)를 저장하여 사람 사귀는 것과 관련이 있고 희(喜)를 관장함을 뜻한다. 신은 수기(水氣)를 저장하여 성적인 즐거움과 관련이 있고 하초의 기능을 총괄하며 낙(樂)을 관장함을 뜻한다.

간(肝)이 발달한 사람은 사교성이 강하며 잘 먹는다. 신(腎)이 발달한 사람은 색을 밝히고 속이 좁고 시야와 보는 세계가 좁다. 맨 위의 폐(肺)

가 발달한 사람은 상초가 발달하였으므로 어깨가 넓고 보는 세계가 넓으며 하늘을 쳐다보는 이상주의자가 많다. 애정이 발달되어 있고 괴벽스러우며 슬퍼하기를 잘한다. 비(脾)가 발달한 사람은 비위가 좋고 화를 잘 낸다.

이러한 표현 또는 설명들은 양의학과 전혀 의미가 다르다. 양의학의 폐, 간, 비, 신은 각각의 장기로서 독특한 기능을 가지고 있을 뿐이다. 인간의 감정이나 성격은 뇌와 관련이 있지 이러한 장기들과 아무런 관계가 없다. 각 장기에 질병이 생기면 그 질병에 맞추어 약을 쓴다.

그래서 한의사는 각 내장의 질병이 음과 양, 열과 냉, 화와 기, 그리고 체질에 따라 어떻게 발생했는가 한방의학적으로 파악하고, 거기에 맞게 각 내장의 상태와 이상 여부에 따라 그에 맞는 약을 써야 한다. 정통으로 직접 효능을 발휘하는 약과 보조적으로 약효를 조절해 주는 약, 약효를 환자의 몸에 안착시켜 주는 약 등 관련 약제를 함께 모아서 달여 그 액을 짜서 탕제로 먹여야 한다. (李濟馬의 四象醫學을 김용옥이 풀이함)

그런데 요즈음의 우리나라 한의사는 아무래도 이상하다. 진단 과정에 CT를 촬영하고, 심전도 검사를 하고, 간 기능 검사를 한다. 양의들이 그들의 해부학적 개념과 그에 따른 각종 장기의 이상을 생리 병리학적으로 판단하는 진단법을 똑같이 사용한다. 간이면 간의 개념이 다른데, 간 초음파 사진이며 간 기능 검사가 어찌 한의학적 처방에 이용되는가? 이제마의 사상의학과 허준의 동의보감에서 가르치는 진맥과 약 조제 원리는 양의(洋醫)들이 하는 방식과 달라야 한다. 그런데 요즈음의 한의사는 병원에 CT까지 놓고 그 판독을 양의사에게 부탁하고 있다.

어떻게 설명해야 할지 한의학을 모르는 나도 모른다.

뇌의 산소 공급과 중풍

임신한 여성이 국제선 비행기로 장시간 여행을 하면 그 아기는 태어나서 머리가 나쁘든지 심신장애가 있든지, 심하면 유산할 수도 있다는 속설이 있다. 이것은 사실일 수 있다. 국제선 여객기는 평균 10,000미터 상공을 비행하므로 기압과 산소량이 지상에서보다 훨씬 낮다. 그래서 활주로를 떠나 기체가 상승하여 보통 해발 3,000미터를 넘어서면 여압(與壓) 장치를 통하여 기내에 산소와 기압을 제공함으로써 지상처럼 만들도록 한다. 그럼에도 불구하고 우리는 기압 차로 인해 귀가 멍멍해짐을 느낀다. 산소 역시 일시적 또는 장시간 동안 정도의 차이는 있지만 부족 상태가 온다. 산소가 있는 것과 없는 것에 따른 차이는 감각할 수가 없어 저 산소 상태임을 몸으로 느끼지는 못하지만, 별로 피로하지도 않은데도 스르르 졸음에 빠지는 것은 바로 산소가 부족한 상태이기 때문에 일어나는 현상이다. 그런데 임산부는 두 사람 분의 산소를 필요로 하므로 태아는 뇌에 산소 부족이 일어날 수 있으며, 출산 후 뇌세포 손상과 같은 이상이 발현할 수 있다.

인간의 뇌가 필요로 하는 산소량은 인체 산소 요구량의 20%를 차지한다. 뇌에 산소가 부족하면 바로 그에 따른 증상이 나타나는데, 가장 빠른 반응이 졸음이다. 잠은 뇌의 산소 소모량을 최소화하기 위한 것이다. 뇌 신경 조직세포는 평생 한 번의 생성만 하고 증식을 하지 않는다. 재생이 안 되므로 심한 손상을 받으면 죽어 버린다. 따라서 뇌혈관이 막히든지 심박동이 멎어 뇌혈류가 정지해 버리면 산소 공급이 중단되어 뇌세포가 손상된다. 만일 피가 즉시 재관류되지 않으면 손상된 신경세포가 되살아나지 못해 신경마비 증세로 나타나는데, 이것이 바로 중풍이다.

심박동 정지에 의해 뇌의 산소 공급이 중단되면 뇌 전체가 손상되므로 뇌사(腦死)가 된다. 심박동이 정지되면 뇌 혈액관류와 산소 공급이 안 되어 무산소성 대사 과정으로 일단 버티지만, 시간이 더 지속되면 뇌기능 장애가 온다. 보통 심박동 정지 후 15분이면 의식이 소실되고 만다. 다행히도 뇌세포는 다른 세포보다 허혈에 더 잘 견디므로 한 시간이 경과해도 손상이 회복되는 수가 있다. 그런데 일부만 회복되어 심장운동과 호흡만 살아남으면 식물인간이 된다.

우리 몸의 모든 동맥은 큰 동맥에서 각 장기로 가는 장기동맥, 소동맥, 미세동맥으로 점점 가늘어진다. 그래서 혈관 속에 무슨 덩어리가 있으면 막힐 수 있다. 한 개의 말단혈관이 막혀 그 이하 부위의 뇌 조직 손상이 오면 해당 부위의 마비 증세가 오는데, 이것을 뇌경색(infarction)이라 부른다. 그 원인을 색전(embolism)이라 하며, 동맥 속에 피딱지(blood clot) 덩어리가 있어 혈관을 막아 버리는 것을 말한다. 정맥에서는 모세혈관에서 미세정맥, 소정맥, 장기정맥, 큰 정맥의 순으로 혈관이 점점 굵어지기 때문에 막힐 수가 없다.

색전은 고지혈증으로 피가 끈끈해져서 만들어지는 수도 있고, 동맥 경화증으로 혈관 벽이 굳고 내벽에 때가 끼면 그 일부가 떨어져 나가 혈전(thrombus)이 되기도 한다. 피딱지 덩어리를 혈전, 막힌 현상을 색전, 허혈성 뇌손상을 경색이라고 한다.

뼈를 다치면 뼈 속의 지방이 동맥피로 들어가서 지방 색전(fat embolism)을 만들 수도 있고, 때로는 암 조직이 떨어져 나와 세포성 색전을 만들기도 한다. 주사기로 공기를 주입하면 공기 색전(air embolism)이 될 수도 있지만, 공기는 흡수가 잘되므로 뇌에까지 가서 경색이 생기기는 어려우며 또 동맥에 일부러 공기를 주입한다는 일은 있을 수 없다. 말단 소동맥이라도 뇌동맥에 색전이 발생되면 그 지배하는 부위가 적지 않기 때문에 광범위한 뇌 조직 손상이 온다. 그러므로 뇌경색은 한쪽 팔다리가 마비되는 것이 대표적인 증상이다. 왼쪽 뇌가 손상되면 오른쪽, 오른쪽 뇌가 손상되면 왼쪽 팔다리에 마비가 온다. 치료 방법은 항 혈전제를 주입하는 것이다.

중풍의 또 하나의 원인은 혈관이 터지는 뇌출혈이다. 일반적인 뇌출혈은 뇌동맥이 동맥 경화증 등으로 좁아져 이 부위가 혈관 내압을 견디지 못하여 터지는 것이다. 아무런 이유 없이 터지는 경우가 많고, 노인 연령층에서 겨울에 추위로 수축되어 혈관 내압이 올라가든지 고혈압이 있든지, 또는 화장실에서 힘을 주다가 터지든지, 아니면 과다한 스트레스나 급격한 화로 인해 심박동이 빨라져서 터지는 수가 있다. 그 외에 혈관 꽈리(aneurysm)라는 것이 있는데, 혈관이 미끈하게 나뭇가지처럼 뻗어 나가는 도중에 딸기처럼 불룩 튀어나온 곳이 생기는 수가 있다. 또 다른 병은 동정맥 기형이라는 것이 있다. 이러한 곳은 동맥벽이 제대로 없어서 쉽게 터진다.

뇌경색은 막히는 것이므로 나중에 뚫리면 회복할 수 있으나 출혈은 거두어들일 수 없기 때문에 치사율이 높다. 혈관 꽈리나 동정맥 기형 등은 MRI로 쉽게 찾아낼 수 있다. 그런데도 평소에는 자신이 그런 것을 가지고 있는지 전혀 모르기 때문에 건강 검진 때 이 항목을 넣어서 미리 찾아내는 것도 좋은 예방책이다.

또 하나의 출혈은 외상에 의한 것이다. 이는 뇌 조직 속에서보다는 두개골 뼈와 뇌 사이에 피가 고이는 경우가 많다. 그 구조에 따라 지주막하 출혈, 경막 하 출혈, 경막 상 출혈 등으로 나눈다. 이 출혈은 번지지 않고 뇌막에 막혀 뇌 조직 속으로 침투할 수 없어 출혈된 만큼, 혈종(血腫 hematoma)을 만든 채로 있기 때문에 몇 시간이 지나도 수술로 제거하면 회복할 수 있다. 이 경우는 증상이 별로 없는 경우에서부터 심하게 출혈하여 사망할 수도 있는 다양한 증상의 차이를 보인다. 경막 하 출혈 중 어떤 경우는 출혈을 모르고 몇 년을 지내기도 하는데, 때로는 다른 이유로 검사하다가 발견되는 경우도 있다. 그러나 대부분은 출혈에 의해 뇌막을 건드려 구토가 나는 것이 제일 중요한 증상이다. 따라서 머리를 다치면 이삼일 동안은 구토를 하는지 안 하는지 잘 지켜보아야 한다.

뇌의 손상은 이렇게 산소 공급의 좋고 나쁨에서부터 뇌경색, 출혈 등의 여러 가지 원인이 있는데, 그 결과로 신경마비라는 후유증이 남는다. 이것을 시중에서는 중풍, 풍, 또는 바람 맞았다 등의 표현을 쓰지만, 전문 용어는 뇌졸중(腦卒中)이다. 뇌졸중 증세는 하루 내에 저절로 좋아지는 일과성 뇌졸중, 일주일 정도 있다가 좋아지는 경우, 처음 발생한 상태로 평생 가거나 계속 악화되는 경우, 그리고 최악에는 바로 사망하는 경우 등이 있다.

흔히 내용을 알 수 없는 민간요법으로 중풍이 좋아졌다고 하는 경우들이 있다. 그러나 그 경우는 사실은 위에서 말한 저절로 좋아지는 중풍일 때가 많다. 즉 막힌 혈관이 다시 열려서 좋아지는 것이다. 그리고 초기에 심했던 마비도 시간이 지나면서 어느 정도 좋아진 것처럼 보이는 경우도 있는데, 이는 뇌가 마비되긴 했어도 대상성 보상, 즉 인체의 한 부분에 문제가 생기면 다른 부위가 그 부위의 기능을 대신해 주는 현상인 경우가 많다. 한방의 침도 이러한 원리에 의한 것이 아닌가 한다. 즉 뇌세포 손상은 있어도 팔다리의 움직임이 가능하도록 침이 자극하는 것 등을 생각해볼 수 있다.

노년의 제일 큰 걱정거리는 죽는 것보다도 몸을 못 쓰는 질병인 뇌졸중으로 가족에게 부담을 주지 않을까 하는 것이다. 예방은 스스로 조심하는 것에서부터 뇌혈류를 측정하는 건강검진까지 다양한 방법들이 있으므로 열심히 노력할수록 도움이 된다.

바늘구멍 사진기와 눈

바늘구멍 사진기(pinhole camera)의 원리가 눈(眼)의 원리와 같다는 것은 초등학교 때 배워서 알고 있다. 광학물리학의 가장 기본 원리인 이 현상은 서양에서는 아리스토텔레스에 의해 다루어졌고, 동양에서는 기원 전 묵자(墨子)의 기록에 나오며 바늘구멍 사진기 원리를 실험하여 상이 거꾸로 맺힘을 다루고 있다고 한다. 역사적으로는 11세기 아랍의 과학자 알 하젠(Al Hazen, 965?~1038)에 의해서 과학적으로 가장 먼저 밝혀진 원리라고 하며, 그로부터 지금의 카메라가 만들어지기까지에는 다시 수백 년의 시간이 필요했다. 기록에 의하면 레오나르도 다 빈치(Leonardo da Vinci, 1452~1539)도 이를 실험하고 나름대로 의견을 제시한 바 있다고 한다.

그런데 이 원리는 그 시절부터 그림 그리는 도구로 사용되었다. 지금의 화가들도 카메라로 그림의 초안을 찍어와 그것을 보며 그리기도 하지만, 옛날에도 그림을 그리기 위해 커다란 바늘구멍 사진기 장치를 해놓고 그 속에 맺히는 상으로 그림을 직접 그렸다는 이야기다. 그 후 1839년에 와서야 프랑스의 니엡스와 다게르가 바늘구멍 사진기에 맺히는 상을 특수 화학물질을 바른 판에 영상으로 채취해내어 사진기술이 이루어진 이후, 오늘날의 카메라가 만들어지게 된 것이다. 그리고 이 영상 제작

기술은 이제 전자화 신호로 만들어 컴퓨터에 직접 저장함으로써 모든 사진 필름이 없어지는 디지털 시대로 바뀌었다.

바늘구멍 사진기 원리는 우리나라에서도 세종대왕 시대에 태양의 고도를 측정하는 데 사용했다고 한다. 즉 옛날부터 잘 알려져 있었다는 얘기다. 그런데 이와 관련하여 정조 시절 다산 정약용과 관계된 이야기가 있다. 다산은 다양한 학식과 수많은 저술로만 유명한 것이 아니라 그림에도 능통했다. 그가 직접 그린 그림을 보면 보통 수준이 아님을 알 수 있다. 그는 그 시절 화가의 그림에 대하여 비판하는 글도 남겼는데, 그때의 그림은 사실주의를 최고로 쳐서 사물을 미세한 구조까지 정확하게 사실적 묘사를 하는 것을 좋은 그림으로 인정했다. 그의 작은 형인 정약전은 흑산도에서 유배생활을 할 때 그 일대에서 발견되는 물고기를 포함한 바다 생물의 모양, 습성, 특징 등을 기록하여 보물과 같은 『현산어보』(慈山魚譜: 흑산도를 검다고 표현할 때 '자산어보'가 아니라 '현산어보'로 발음함)라는 책을 집필했다. 따라서 그 책은 바다생물 도감이고, 그러므로 정약전도 고기 모양을 그림으로 그렸을 것으로 짐작하는데, 아마 그 그림이야말로 정확한 사실화였을 것이다.

그 시절 정약용의 글에는, 정약전이 집에서 암실을 만들고 유리 장치를 해놓고는 거꾸로 된 그림자를 이용하여 그림을 그렸는데, 인물화를 그릴 때는 모델이 된 사람이 수 시간 동안 꼼짝 않고 앉아 있어야 하는 초인적인 인내심을 보였다고 적고 있다. 따라서 이 말은 정확한 사실화를 그리기 위하여 바늘구멍 사진기로 그 상을 만들어 사람 얼굴에서 미세한 수염 한 올 한 올까지도 정확히 그리려는 시도를 했다는 뜻이다. 그래서 우리나라에서 바늘구멍 사진기 원리를 이용한 그림 그리기는 정약전이 최초가 아니었을까 하는 말도 있다.

내가 주말마다 내려가는 시골에 세 칸짜리 농가가 하나 있는데, 하도

볼품없이 작고 마당도 손바닥만 하여 집 바깥 시멘트벽에 벽화를 그리자는 꾀를 내었다. 몇 개의 벽면에 각각 다른 그림을 그리는데, 한 벽은 온돌 아궁이 위의 낮은 벽이라서 짙은 붉은색과 검은색을 써서 도깨비 얼굴을 그리면 화덕의 넘실거리는 장작불과 어울릴 것이라고 생각되었다. 도깨비 얼굴 디자인은 컴퓨터를 이용해 인터넷으로부터 얻었다. 그 도깨비 얼굴을 그대로 베끼는데, 빔 프로젝터로 벽에 비춘 후 그 영상대로 직접 칠을 해서 인쇄하듯 벽화를 완성해 놓고는 그 아이디어의 훌륭함에 나 스스로 감탄했다.

나는 페인트도 처음 만져 보았고, 그림도 제대로 그리는 수준이 아니다. 그런데 지금 활동하고 있는 극사실주의 화가도 이렇게 슬라이드 영사기를 이용해 그림을 그리고 있다는 사실을 알게 되어 더욱 신이 났다. 정약전 식 바늘구멍 사진기를 이용한 그림 그리기를 초현대식 디지털 전자 기기로 내가 재현해낸 것이다!

언제부터인지 모르겠지만 바늘구멍 사진기에 볼록 렌즈를 사용하고 또 몸통을 전후로 줄였다 늘였다 할 수 있는(bellows; 주름상자) 장치를 고안하여, 뒷벽에 맺히는 상이 더욱 또렷하게 할 수 있게 되었다. 그러나 광학 원리에 의해서 상은 반드시 거꾸로 맺힌다. 정약전도 인물화를 그릴 때 거꾸로 비친 상을 그대로 그린 후, 떼어서 볼 때는 바로 돌려서 보고 그랬는지 모르겠다. 이 원리는 우리 눈에서도 똑같다. 눈동자의 수정체가 볼록 렌즈 구실을 하고 상을 망막(retina)에 맺는데, 홍체가 조리개 역할을 해서 상의 선명도를 조절한다. 그런데 상은 거꾸로 맺히며, 그 감각을 시신경을 통해 대뇌로 전달하면 대뇌가 바른 방향으로 돌려서 느낄 뿐이다.

시력의 주된 역할을 하는 망막에 발생하는 질환은 다양하다. 흔히 스트레스성 질환으로 알려져 있는 망막박리(retinal detachment)는 망막이 탈락하는 질병이다. 안구를 바깥에서 둘러싸는 공막(sclera)과 망막 사이에는 맥락막(choroid plexus)이 있다. 이것은 스폰지처럼 되어 있어 찢어질 수 있고, 그 속에 피나 안구 액(방수)이 고여 불룩해지면 그 부분은 상이 맺히지 못하여 안 보인다. 당뇨병은 망막에 분포하는 동맥이 혈전 등으로 막혀 망막세포가 손상되고 망막박리 등의 합병증이 생기며 심하면 실명한다.

맥락막에는 흑색종이라는 암이 잘 생긴다. 이 경우는 정밀 방사선 치료를 하면 성공률이 높다. 그러므로 안구 적출까지는 하지 않고 시력을 보호하는 치료를 한다. 안구는 폐쇄된 공간이므로 깜깜하다. 그런데 유아가 망막 모세포암이 걸리면 종양이 안구 속으로 불거져 나오고 빛이 반사되어, 어두운 안구 속에서 반사된 빛을 내보내므로 눈동자의 빛깔이 달라진다. 이를 고양이 눈(cat's eye) 증상이라고 한다. 망막은 이렇듯 시력과 직접 관련이 있다. 그러므로 망막만 건강하면 시력을 잃지 않는다. 각막이 망가져서 안 보이더라도 각막 이식으로 시력을 회복할 수가 있는 것이다.

사람의 구성 장기와 조직세포들이 각각 독특한 기능을 가지고 있어 생명의 신비함을 보여주는 것 같아도, 결국은 모두 일반적인 자연 속의 과학적 현상들이 그대로 적용된다. 이러한 것을 보면 더욱 신비롭다.

전립선

　인턴 때의 일이다. 인턴은 의과대학을 졸업하고 의사면허를 딴 직후 처음으로 임상의학 전반에 걸쳐 최전방에서의 환자 진료기술을 배우는 1년간의 단계이다. 이 기간을 거친 후 자기 적성에 맞는 과목을 골라 3~4년간의 전공의 과정으로 들어가면 그 후로는 해당 과목의 환자들에 대한 진료기술만 배운다. 따라서 인턴 때는 모르는 것, 처음 보는 것, 처음 시술하는 의료기술, 처음 하는 처방들이 수두룩하게 마련이다. 그래서 하나를 배우고 나서 같은 환자를 또 만나면 그 시술을 되풀이하여 치료해 줌으로써 진료기술을 이제 자기 것으로 만든다. 특히 응급실 담당일 경우 위급한 증세로 응급실에 온 환자에게 시행하는 긴급처치는 매우 중요한 임상경험이 된다. 그때는 긴급 임상치료(emergency care)에 대한 많은 경험을 하게 되지만, 한편으로는 나중에 전공 과목이 정해지면 다시는 접할 수 없는 마지막 임상 경험이 되기도 한다.

　하루는 전립선 비대증으로 방광에 오줌이 가득 찬 환자를 만났다. 내진으로 전립선 비대증임을 확인하고 치골상부 천자라는 요법을 시행했다. 전립선 비대로 요도(Urethra)가 막혀 오줌이 방광에 차면 방광 벽이 풍선 늘어나듯이 늘어나는데, 일상적인 늘어남의 정도를 지나치게 되면 그 고통은 엄청나다. 진통제로 가라앉지 않는 통증이 하복부 치골 위쪽으로 격렬하게 온다. 오줌을 빼주면 되는데, 요도로 관을 삽입하려고 해도 부은 전립선이 가로막고 있어 관이 들어가지 않는다. 이때는 굵고 긴 주사바늘을 끼운 주사기로 치골 위를 10센티 이상의 깊이로 푹 찔러 바늘 끝이 방광에 닿을 때까지 밀어 넣는다. 그 후 주사기는 제거하고 주사

바늘 뒤쪽에 고무관을 연결하고, 고무관 뒤쪽은 큰 유리병 같은 데로 연결해 놓는다. 이것을 치골상부 천자요법이라고 하는데, 이 관을 통해 엄청난 양의 소변이 빠져 나온다. 이 응급 치료를 받고 나면 환자는 날아갈 듯이 기분이 좋아져서 시술해 준 의사에게 상당히 고마워한다.

그런데 문제는 그 후의 일이다. 전립선 비대는 일과성으로 지나가는 병이 아니다. 방광에 일단 오줌이 고이고 일정한 양에 도달하면 요도를 통해 배출시키는데, 전립선은 방광과 요도가 만나는 방광 목에 자리 잡은 내분비선이다. 주 역할은 정액을 만들고, 고환에서 증식된 정충의 성장을 도우며, 사정할 때 요도를 통해 정액이 잘 배출되도록 하는 역할을 한다. 즉 남자만 가진 장기이다. 크기는 탁구공만 하다. 비대해지면 밖으로도 커지지만 안으로도 부풀어 올라 둘러싸고 있는 요도를 압박한다. 이것이 양성 전립선 비대증(Benign Prostatic Hypertrophy; BPH)이다.

전립선 비대증은 일종의 노화현상으로 나이가 들면 어쩔 수 없이 찾아오는 노인성 질환이다. 이것은 소변보는 데 문제가 발생한 것이므로 무척 괴로운 질병 중의 하나이다. 암은 아니므로 전이되거나 목숨을 위협받는 질환은 아니다. 그러나 일단 비대해지면 스스로 줄어들지 않기 때문에, 처음에는 소변보기가 좀 힘들다가 참지 못하는 증세가 오기도 하고, 점점 더 비대해져서 요도를 막아 버리면 소변 배출이 안 된다. 전립선도 호르몬의 영향을 받기 때문에 노인 연령층에서 호르몬 균형이 맞지 않아 세포가 증식되는 것이 바로 전립선 비대이다.

치료는 수술이다. 약을 사용하는 호르몬 요법이 있는데, 전립선의 증식을 유도하는 호르몬의 반대 역할을 하는 약을 써서 약 20%까지 크기를 줄일 수 있다. 그래서 경증의 전립선 비대증에는 일단 약을 쓰며 효과도 좋다. 또 한 가지는 전립선 근육의 힘을 떨어뜨리는 것으로서 전립선의 힘, 즉 탄력성이 떨어지도록 하여 소변의 통과를 용이하게 하는 것이다. 이런 약물요법은 초기에 효과를 기대할 수 있으나, 탱탱하게 비대하여 요도를 꽉 누르고 있으면 수술밖에 방법이 없다. 옛날에는 아랫배를 열고 전립선을 모두 잘라내는 적출술을 하였으나, 지금은 음경으로부터 요도를 거꾸로 올라가서 요도를 꽉 조이고 있는 부위의 전립선을 요도 안쪽에서 긁어내는 경요도 전립선 적출술을 시행한다. 이 방법은 몸의 상처를 최소화하기 때문에 수술로 인한 합병증이 적고 내시경으로 간단히 시술할 수 있어 회복이 빠르다. 그리고 무엇보다도 수술 후 발기 부전이 오지 않는다.

하복부 절개로 시행하는 전립선 적출술은 수술 후 발기 부전이 발생한다. 그래서 최근에는 하복부 절개 방법을 쓸 수밖에 없는 경우에 전립선에 분포하는 신경과 혈관 다발을 살리는 수술 기술이 개발되어 수술 후 발기 부전이 안 생기게 하는 방법으로 사용되기도 한다. 그러나 수술 방법이 매우 어려워 성공률이 낮다.

이러한 여러 가지 방법에도 불구하고 요도가 다시 막히는 등 완벽한 치료가 안 되는 경우도 많다. 때로는 요도에 스텐트(stent)라고 하는 단단한 관을 삽입하여 더 이상 압박 받지 않고 요도가 항상 통해 있도록 하기도 하지만, 이 경우에는 소변을 참는 조절 기능이 작동되지 않아 자주 화장실을 가야 하는 불편함이 있다.

전립선암은 양성 전립선 비대증과는 전혀 다르다. 양성 전립선 비대증이 악성으로 전환되어 암이 되는 것은 아니다. 노화 현상이라 할 수 있는 비대증과 달리 암은 전립선 세포가 암세포로 변한 것이다. 암이 발생하는 원인은 역시 잘 모르지만 식생활과 관계가 많은 것으로 알려져 있다. 우리나라 사람들에게는 서양인들에 비해 전립선암이 매우 드물다. 이 말은 위, 간, 폐암보다는 훨씬 잘 안 생긴다는 말이다. 그러나 우리의 식생활이 과거의 초식 위주에서 근래 20~30년간 육식이 많아진 이후 점차 전립선암의 발생 빈도가 증가하고 있다. 전립선암은 소변 이상 증세가 비교적 빨리 나타나서 진단이 빠르고, 암의 독성도 심하지 않으며, 치료 방법도 매우 다양하게 발달되어 치료가 잘되는 편이다. 단지 뼈로의 전이가 쉽게 일어난다. 그러므로 암이 치료되어 오래 사는 대신, 뼈로의 전이로 인해 뼈가 많이 아파 고통스럽다.

전립선암은 간단한 피검사로 피 속에서 PSA(Prostatic Specific Antigen) 수치를 측정하여 조기에 진단할 수 있다. 아주 초기에도 PSA 수치가 올라가기 때문에 건강검진 때 쉽게 검사할 수 있으므로 중년 이후의 남성은 이 검사를 빠뜨리지 않고 받아야 한다. 실제로 이 검사를 건강검진에서 많이 시행함으로써 조기 전립선암을 많이 발견하게 되었고 완치율도 높일 수 있게 되었다. 초기에는 요도 속으로 전립선암 조직을 긁어내고 방사선 치료를 하면 완치율이 높다. 진행된 경우에는 남성 호르몬 요법으로 더 이상의 진행을 막는 치료를 한다.

갑상선

벌써 40년이 다 되어간다. 1970년대에 〈여로〉라는 유명한 TV 드라마가 있었다. 그때 비련의 여인상을 연기한 주인공이 그 드라마로 일약 유명해졌다. 드라마가 끝난 얼마 후 그녀는 갑상선암 진단을 받고 치료를 위해 은퇴했다. 그때 그녀가 암에 걸렸다고 다시 한 번 전국이 떠들썩했었다. 어쨌든 치료를 했을 것이고, 그 후 지금까지 아무 일 없으니 완치된 것이다.

우리나라 암 치료 성적이 50% 이상의 수준이 된 데는 갑상선암도 기여를 많이 했다. 갑상선암은 거의 완치되기 때문이다. 그 시절에는 빈도가 높지 않았는데, 최근 들어 갑상선암, 유방암, 전립선암 등의 발병률이 매우 급상승하고 있다. 그래도 이들은 완치율이 높기 때문에 그나마 매우 다행스러운 일이다.

갑상선이란 목에서 앞쪽으로 아담스 애플이라고 부르는 목젖, 즉 후두연골이 튀어나온 부분 바로 아래 흉골 위쪽 움푹 들어간 곳에 위치하며, 기관지를 중심으로 좌우에 각각 한 개씩, 약 2cm 크기로 존재한다. 이것은 내분비 기관으로서 갑상선 호르몬을 분비한다. 갑상선 호르몬은 우리 몸의 신진대사를 관리하고 에너지 사용을 조절한다. 다시 말하면 대사 과정을 촉진시키거나 저하시키며 이를 적당하게 조절되도록 유지한다. 갑상선 호르몬의 분비가 많고 적고는 뇌하수체라는 머릿속에 있는 내분비 조절 기관이 관장하고 있다.

내분비 기관이라는 것은 우리 몸속의 각종 장기가 제 기능을 유지할 수 있도록 조절하는 물질(분비물: 호르몬)을 만들어서 몸속, 즉 핏속으로 내보내는(내분비) 기능을 담당하는 장기를 말한다. 내분비 호르몬은 우리 몸의 신진대사를 조절하는 갑상선 호르몬, 당 대사를 조절하는 췌장의 인슐린, 뼈의 칼슘 대사를 관장하는 부갑상선 호르몬, 스트레스에 대항하는 방어 체계를 관리하는 스테로이드를 생산하는 부신피질 호르몬, 성기능을 조절하는 성선(性腺) 호르몬, 호르몬계 전체를 관장하는 뇌하수체 호르몬 등 그 종류가 여러 가지이다. 그 반대로 땀이나 위의 소화액 등은 몸 밖으로 내보내는 것이기 때문에 호르몬이 아니라 외분비라고 한다.

갑상선 호르몬이 많이 나오면 대사를 가속시켜 많은 에너지가 소모되

는데, 이를 갑상선 기능 항진증이라 한다. 그러면 몸속 에너지원의 과소
비가 일어나서 맥박이 빨라지고, 심장이 뛰고, 많이 먹어도 체중이 감소
되며, 땀이 많이 나고, 더위를 참지 못하는 등 자동차의 공회전(rpm) 속
도가 증가한 상태와 같아진다. 대표적인 질환으로 그레이브스 병
(Grave's disease)이 있다. 이 병은 몸속에 비정상적인 호르몬 유사물질
이 많이 생성되어 갑상선을 자극하여 마치 뇌하수체가 갑상선 호르몬을
많이 분비하도록 자극하는 것과 같은 상태로 만드는 것이다. 그래서 갑
상선 기능 항진증을 앓는다. 이 경우는 핏속에 갑상선 호르몬 수치가 심
하게 증가되어 있어 진단이 가능하다.

갑상선 기능 저하증은 에너지 소모가 안 되어 전혀 기운을 못 쓰고 활
력이 느려지며, 심지어는 정신력까지 느려진다. 심장도 늦게 뛰고 말도
느리고, 추위를 못 견디고 근육의 반사도 느리다.

갑상선 기능 항진증은 갑상선 호르몬 차단제를, 기능 저하증은 갑상선
호르몬을 처방하여 치료한다. 때로 갑상선 기능 항진증에서 방사성 옥
소라고 하는 방사능을 방출하는 동위원소를 써서 기능을 억제시키는 치
료를 하기도 한다. 갑상선은 옥소를 좋아한다. 우리가 섭취하는 옥소의
대부분은 갑상선에서 사용한다. 방사성 옥소 동위원소는 같은 옥소이지
만 방사능을 방출하도록 처리하였으므로 환자가 먹으면 일반 옥소와 똑
같이 갑상선에 가서 축적되고, 축적된 방사성 옥소에서 방출되는 방사
능이 갑상선 세포를 손상시켜 호르몬 생성을 못 하도록 하는 것이다. 일
반 옥소 성분은 미역 등 해초류에 많고, 소독약에도 많이 쓰인다.

갑상선에도 종양이 생긴다. 양성종양은 갑상선 결절이라 하며 정상 성
인에게서도 흔히 발견된다. 발생 원인은 알 수 없지만 방사능 피폭도 하
나의 원인으로 생각되고 있다. 갑상선 양성 결절은 갑상선 질환이 아닌
다른 병 환자에게서, 또는 종합 건강검진을 할 때 우연히 발견되는 경우

가 많으며, 그 빈도는 전체 인구의 30%에 육박한다. 거의 세 사람 중 한 사람에게서 발견되는 셈이다. 그러나 양성결절은 손대지 않고 그냥 두어도 평생 아무 일 없다. 물론 갑상선 기능 항진 또는 저하 등이 없어야 하고, 조직검사를 하여 암이 아니라는 판정을 받아야 한다.

갑상선암은 발견 즉시 수술하면 된다. 거의 완치가 가능하다. 갑상선은 목의 앞쪽 피부 바로 아래에 있으므로 수술이 쉽고 암 조직을 잘 제거할 수 있다. 수술 후에는 방사성 옥소 치료를 한다. 그러면 남아 있는 정상 갑상선 세포마저 모두 죽어 버리므로 갑상선암의 재발을 막아 준다. 또 혹시 암세포가 남아 있어도 같이 죽일 수 있다. 때로 갑상선 세포가 우리 몸의 다른 곳에 가서 붙어 기생하는 경우가 있는데, 여기로 전이될 수 있으므로 역시 방사성 옥소 치료를 할 때 이러한 세포까지 처리되므로 암의 전이를 막아 준다. 그러나 정상 갑상선 조직이 없어졌으므로 치료가 끝난 후부터 평생 동안 갑상선 호르몬을 먹어야 한다. 때로 수술로 제거되었어도 암세포가 주위 장기에 붙어 있어 눈에 안 보일 정도라 할지라도 남아 있을 수 있다고 판단되면 수술 후 방사선 치료를 목 전체에 한다.

방사성 옥소 치료는 방사성 물질을 일부러 먹이는 것이므로, 먹은 후 며칠간은 환자 몸에서 방사능이 나오고, 몸속에서 다 쓰고 나면 소변으로 방사능이 나온다. 그래서 치료 기간 중 며칠 동안은 격리 입원해야 한다. 그런데 방사성 옥소 치료 격리병실은 우리나라 전국에 몇 군데 없다. 아마 2007년 말 현재 전국에 30병상도 안 될 것이다. 그래서 8개월에서 1년씩 입원이 밀리곤 한다. 따라서 암 치료를 이렇게 1년씩 뒤에 하라고 해도 되는 것이냐는, 환자들의 항의가 심하다. 갑상선암 발생률의 급격한 증가에도 그 대책이 못 미치는 것이 우리나라 의료 현실이다.

400년 된 사랑의 과학

"당신은 언제나 저에게 둘이 머리가 희어질 때까지 살다가 함께 죽자고 하셨습니다. 그런데 어찌 저를 두고 당신 먼저 가십니까? …… 누구를 의지하고 살라고 먼저 가십니까? 당신, 저에게 어떻게 마음을 가져오셨나요? …… 당신을 잃어버리고 아무리 해도 저는 살아갈 수가 없습니다. …… 우리 함께 죽어 몸이 썩더라도 우리는 헤어지지 않을 것이라고 하셨지요? …… 이 서러운 마음을 어찌할까요? ……."

내가 병술 생인데 1586년이 병술년이었다. 이때는 왜구가 쳐들어온 임진년과 6년밖에 차이나지 않는 해이다. 위 글은 그 병술 해에 병으로 남편을 여읜 부인이 쓴 언문편지이다. 물론 현대어법으로 고쳤지만, 문학적으로도 문장이 빼어날 뿐 아니라 400년 전의 아내의 남편에 대한 사랑의 구구 절절함이 눈물 나게 아련하고 구슬프게 전해져 온다. 이것은 1998년 안동 지방의 옛 무덤에서 남자의 미라가 발견되었는데, 그때 함께 발견된 유물들 중 아내가 쓴 것으로 보이는 편지를 해독한 것이다. 이 부인은 그 편지를 남편의 주검과 함께 땅에 묻었으나 본인은 아마 몇 년 후 왜구의 난에 집안이 화를 입을 때 그와 동시에 운명하지 않았나 짐작된다. 그래서 아마 남편과 저승에서 해후했을 것이다.

부부라고 모두 피 끓는 사랑을 하는 것은 아니지만, 대표적이고 보편적인 남녀의 사랑 모델은 부부일 것이다. 우리나라에는 문헌들이 많이 남아 있지 않아서 그러한 예들을 많이 접할 수 없지만, 옛 글들 중 남편이 아내에게, 아내가 남편에게 쓴 사랑의 글귀들을 유물들을 통해 가끔씩 볼 수 있다. 물론 로미오와 줄리엣 같은, 부부가 아닌 남녀의 사랑 이야기는 주자학적 유교국가인 우리나라에서는 찾아보기 힘들 테지만.

사랑의 감정은 뇌에서 어떻게 만들어지고 작용하는가? 사랑의 감정도 뇌의 작용이므로 모든 뇌신경 세포의 기능적 작용에서처럼 신경전달 물질(neurotransmitter)에 의해 활성화된다. 사랑의 감정에 가장 깊이 관계하는 신경전달 물질은 도파민(dopamin)이다. 과학자들이 사랑에 빠져 있는 사람들의 뇌를 MRI로 촬영해 보았더니 도파민 보상 시스템이 활발한 반응을 보이고 있음을 알아냈다고 한다. 그런데 이 부위는 또한 코카인 같은 중독성 약물 작용이 관계되는 부위와도 일치한다고 한다. 그래서 사랑이 깊어질수록 중독적이고 맹목적인 행동으로 나타나는가 보다. 부모의 반대에도 불구하고 도망가듯 하여 이룬 결혼이 얼마나 많은가.

사랑에 중독되면 그 나타나는 현상은 상상의 한계를 초월한다. 거절이나 배신을 당한 연인을 보라. 사랑이라는 옷을 입으면 질투의 화신이 되고 복수의 노예가 되며 이성의 청맹과니가 된다. 사랑에 빠져 있으면 사람을 안달하게 만들고 큰 모험을 과감히 시도하도록 이끈다. 또 신체의 통증이나 강박관념과 연관이 있고, 원하고 탐하는 욕망 또는 될 대로 되라는 자포자기, 때로는 열광 등의 심리를 좌우하는 데 모두 도파민이 관계한다.

그런데 이 도파민의 중독적 자극은 그 작용기간이 보통 3년이 한도라고 한다. 그 이상 시간이 흐르면 효능이 떨어진다. 그래서 활활 타오르던 사랑의 감정도 효력이 떨어지고 덤덤한 상태가 되어 버린다. 온 세상을 다 주어도 바꾸지 못하겠다던 뜨거운 사랑의 감정도 이 기간이 지나면 시냇물처럼 차가운 이성의 감정으로 돌아온다. 바로 권태기이다. 중독된 사랑도 3년이면 왜 그랬느냐는 듯이 되어 버린다.

뇌신경과학을 전공하는 의학자들에 의하면, 도파민은 인간의 가장 중요한 고도의 정신 기능을 담당하는 신경전달 물질이라고 한다. 우리 뇌의 한가운데 제일 깊은 곳에 있는 중뇌(인간의 뇌를 크게 대뇌 cerebrum, 중뇌 midbrain, 소뇌 cerebellum로 분류함)에 해당되는 곳에 뇌간(腦幹 brain stem)이라는 부위가 있는데, 이곳의 일부에는 해부학적으로 검은색을 띠기 때문에 흑질이라고 부르는 신경세포 핵 집단이 있고, 여기에 도파민이 집중되어 있다. 이곳으로부터 신경세포 가지들이 뇌의 다른 부위로 퍼져 있으며, 도파민은 이 루트를 통해 각종 정보를 전달한다.

흑질에서 뇌의 각 부위로 전달되는 방향은 크게 네 가지 뇌 부위로 나누어 퍼진다.

첫째는 시상하부라는 곳으로서, 이곳은 원시적인 욕망과 호르몬 조절을 한다. 따라서 여기에 이상이 생기면 호르몬 분비의 이상이 생긴다. 시상하부는 뇌하수체 호르몬을 분비하여 전신의 호르몬 시스템을 관장하기 때문이다.

둘째는 변연계로서 본능의 뇌라고 하며, 인간의 감정과 기억, 분노, 공포와 사랑 같은 정서를 관장한다.

셋째는 운동조절에 관계하는 선조체와 연결되어 주로 미세한 운동조절을 한다. 따라서 여기에 이상이 생겨 도파민이 결핍되면 파킨슨병이 된다. 파킨슨병에 도파민 계통 약을 쓰는 이유가 여기에 있다.

넷째는 인간의 지식과 일상적인 정신활동을 총괄하는 대뇌 피질과의 연결이다.

도파민 신경계의 활동이 과다하면 사고와 창조력이 절제되지 못하고 병적인 사고, 난폭한 언행, 환각 등이 나타나는 정신분열증이 된다. 반면에 도파민 분비가 적당히 활성화되면 창조력과 지식활동이 원활해지고 머리가 좋아진다. 인간의 문화적 행동과 감정이 창조적인 인간정신 창

출로 발전한다. 아인슈타인과 같은 지능은 이 신경계의 발달로 이루어 지지 않았나 생각된다.

뇌의 기능은 신경정신 작용이므로 조직세포를 현미경으로 본다고 해서 이상을 발견할 수 없다. 예를 들어 폐나 간, 위의 기능 이상이 있는 것은 엑스레이 사진, 피검사 수치와 세포 조직검사 등을 해보면 정상과 이상을 구분할 수 있다. 그러나 뇌기능 이상이 발생해도 뇌세포의 이상이 눈으로 보이지는 않는다. 모두 이런 신경전달 물질이 화학적으로 작용하면서 신경 기능에 영향을 미치는 그러한 방식에 의한 이상이기 때문이다. 그리고 화학 작용이 끝나면 없어져 버린다.

폐의 엑스레이 사진 영상을 촬영하여 폐 기능 이상을 판별하듯이 뇌의 기능을 영상화할 수 없을까 하고 많은 과학자들이 연구하고 있는데, 최근에는 PET(양전자 방출 단층촬영)와 초정밀 MRI 촬영을 합성하여 기쁨과 분노 등의 감정적 변화를 영상화하는 데 성공했다는 논문도 나오고 있다.

히로뽕이나 대마초, 코카인 같은 약물들은 도파민과 화학적 구조가 비슷하여, 도파민 대신에 뇌 기능을 과도하게 자극하므로 환각, 정서불안, 지적 기능 이상을 초래하며 중독에 빠지는 것이다. 이 모든 것은 생리 화학적 과정으로서 기능이 확인되고 설명되지만, 형태적이지 않기 때문에 외부적인 방법으로 조절이 안 된다. 혈압이 높으면 혈압 약을 먹듯 사랑이 과하면 사랑 약을 먹을 수 있는 것이 아니다.

우뇌, 좌뇌

이번 일간지에는 이런 특이한 기사가 났다. 하버드 대학 뇌 과학자인 현재 49세의 질 테일러 박사의 체험담이다. 기이하게도 뇌 과학자인 그녀는 37세 되던 해에 좌측 눈 뒤 뇌동맥 출혈로 좌측 뇌 전방(전두엽)에 선택적(지엽적) 뇌졸중이 일어났다.

뇌로 가는 동맥의 구조는 이렇다. 즉 목의 경동맥에서 두개골 아래쪽에 나 있는 경동맥 구멍을 통해 머릿속으로 들어가서 앞쪽으로 가는 전뇌동맥과 중뇌동맥으로 나누어지고, 전뇌동맥이 뇌의 가장 앞쪽 돌출부인 전두엽 앞을 타고 휘어져 정수리 쪽으로 올라가며 도중에 뇌 속으로 혈관을 분지하여 보낸다. 이러한 동맥구조는 좌우가 완전히 따로, 똑같이, 좌우대칭으로 구성되어 있다. 그리고 두 눈썹 사이쯤 되는 곳에서 양측 전뇌동맥끼리 서로 연결하는 전방 연결동맥으로 서로 통해 피를 나누고 있다. 그리고 이 연결동맥 이외에는 좌우가 전혀 연결되어 있지 않다.

테일러 박사는 왼쪽의 전뇌동맥 출혈이 일어난 것이다. 그래서 왼쪽 뇌의 기능이 정지되어버렸다. 즉 좌측 뇌의 전두엽에만 손상이 왔을 뿐 우측 뇌는 다치지 않았다. 그런데 그 순간 그녀는 뇌 전문가이기 때문에 뇌기능의 정지된 상태에 대하여 실시간으로 "나의 뇌의 어느 부위가 어떻게 잘못되고 있는가"를 하나하나 알아차리고 느끼고 있었던 것이다. 후에 그녀의 뇌졸중은 치료되어 정상으로 회복되었고, 그때의 경험을 뇌 과학적인 분석을 가미하여 책으로 썼다. 책의 제목은 『통찰력을 준 나의 뇌졸중(My stroke of insight)』으로서 출간 즉시 뉴욕타임스 베스트셀러에 올랐다.

뇌졸중(중풍)에 걸리는 것을 영어로는 후려친다는 뜻으로 stroke라 한다. 뇌혈관이 터지거나 막혀서 해당 동맥이 관장하는 뇌 조직이 손상되는데, 혈관 이상이 생기는 즉시 마비나 정신기능 소실이 오기 때문에 폭탄 맞은 것과 같은 공격(attack)을 받았다고 표현한다. 뇌손상의 범위가 크면 바로 혼수상태에 빠지고 사망하기도 하지만, 경미할 때는 부분적인 신경장애만 올 수도 있다. 테일러 박사의 경우가 여기에 해당된다.

'그녀는 더 이상 걷지도, 말하지도, 읽고 쓸 수도 없었다.' 오른쪽 팔다리가 마비되었을 것이고, 언어를 관장하는 중추가 마비되어 말을 못한다. 그런데 뇌의 일부만 손상을 입었기 때문에 뇌의 다른 기능은 그대로 있어서 사고(思考)가 가능했다. '마치 리모컨의 음 소거 버튼을 누른 듯 모든 것이 조용해졌다.' 그런데 기가 막힌 것은 '그 순간 행복을 깨달았다'는 것이다. 좌뇌가 정지되어 버렸지만 감성을 관장하는 우뇌가 작동하고 있었기 때문에 느낌은 오히려 즐겁고 평화로워졌다. 그녀가 느낀 것은 평화로운 도취감(euphoria)이었다. 살아서 존재한다는 것이 축복이었다.

그녀는 그 이전에는 하버드대에서 성공적인 과학자가 그러하듯 매우 분석적이고 조직적이며 정열적이고 공격적으로 과학에 집중하는 연구원이었다. 이러한 행동들은 좌뇌가 관장하며 좌뇌의 주된 기능이다. 그런데 좌뇌가 정지하는 순간 우뇌가 정신세계를 지배하게 되고 감성의 지배를 받게 되었다. 그녀는 그때의 경험을 잊지 못하여 회복된 후 인생이 완전히 바뀌어 예술을 즐기고 교육자로 변신했다고 한다.

사람의 뇌는 고도로 발달된 기능을 가진 장기이다. 기억 하나만 놓고 볼 때 대용량 컴퓨터의 기억 용량이 수십조 비트라고 한다면, 사람의 뇌는 이보다 만 배 내지 십만 배 정도가 될 것으로 추정하고 있다. 기억 외에도 뇌의 기능은 외부로부터의 자극에 대한 감각(sensory), 손, 발, 기타 몸의 움직임(motor), 그리고 판단, 인지, 분석, 감성, 지성, 등 무한히 많은 고도의 정신활동을 관장하고 있다. 그리고 그 기능의 원리는 많은 연구가 진행되어 일부분 파악되고 있지만, 근본적인 체제는 밝혀져 있지 않다.

뇌가 좌우 둘로 나누어져 있는 것의 대표적인 사례는 운동신경이다. 즉 잘 알려진 대로 우뇌가 좌측 팔다리, 좌뇌가 우측 팔다리의 움직임을 관장한다. 감각도 마찬가지이다. 그리고 예를 들어 언어, 운동, 감각, 시각, 사고 등 세부적인 신경활동을 관장하는 것이 특정 부위에서 형성됨을 알게 되었고, 이러한 부위를 세밀하게 찾아내어 지도처럼 그려내어 연구하는 것을 뇌 맵핑이라 한다.

좌뇌와 우뇌를 크게 놓고 비교해 보면, 좌뇌는 주도적인 정신활동을 하고, 우뇌는 종속적이다. 좌뇌는 계산하거나 의사를 전달하고 복잡한 계획을 세워 실행한다. 우뇌는 온화하고 정서적이다. 그래서 앞의 테일러 박사가 좌뇌의 급작스런 마비 후 억압되어 있던 우뇌가 주도적으로 지배하게 되었을 때 행복을 깨닫고 음악과 미술을 즐기게 되고 마음의 평화를 얻었다고 한 것이다.

대기업에서 사원들에게 우뇌활동을 활발하게 하는 자기 계발법 트레이닝을 한다는 이야기를 들은 적이 있다. 우뇌의 능력을 향상시켜 기업체 일원으로서 긍정적인 활동을 기대하려는 시도일 것이다. 또한 직원들의 우뇌 성향과 좌뇌 성향을 조사한 다음 적절한 자리에 인재를 배치하기도 한다.

그렇지만 뇌의 활동은 대단히 복잡하므로 단순히 좌우를 분리하여 떼어 놓을 수 없다. 한쪽의 기능만으로 한 가지 활동이 정해지는 것은 아니며, 좌우 뇌의 활동이 긴밀히 상호 교류하여 작용하고 있기 때문이다. 그러나 일반적인 성향을 보면 좌뇌는 분석적이고 논리적이며 치밀하다.

시간 감각도 날카롭다. 집약적이고 섬세한 작업을 지배하므로 때로 나무만 보고 숲을 보지 못한다. 우뇌는 그다지 구체적이지 않으며 분석적이기보다는 전체적인 처리를 한다. 정서적이면서 공포나 슬픔, 막연한 비관의 감정을 느끼며, 인생을 비관적으로 받아들이기도 한다. 우뇌로 그림을 그리고 말을 탄다. 섹스도 우뇌가 담당한다.

코, 콧물, 코피

훌쩍인다는 말은 우는 장면의 청각적 표현이다. 시각적 표현은 이슬처럼 방울방울 떨어진다는 말 같은 것들일 것이다. 눈물이 흐르는 데는 소리가 나지 않으니 청각적 또는 시각적 표현을 써서 문학적 효과를 높이는 것이다. 그런데 슬프든 아프든 우는 것의 표현은 눈을 통해서이고, 훌쩍이는 것은 코에서 일어나는 일이다. 그러면 코가 슬픔의 표현에 관계하기도 하는 것인가?

훌쩍이는 것은 콧물을 밖으로 흐르지 않게 하기 위한 의도적(voluntary; 수의적) 생리작용이다. 울 때 눈물이 나오는 것은 수의적이지만, 안질환이 발생하여 눈물이 나오는 것은 불수의적(involuntary) 생리작용이다. 울어서 눈물이 나오면 눈 밖으로 대부분 흐르지만 일부는 누관이라는 가는 관을 타고 콧속으로 내려간다. 이것이 콧물처럼 코 밖으로 흐르니 훌쩍이게 된다. 따라서 이 경우 코에서 흐르는 액체는 눈물이지 콧물이 아니다.

진정한 콧물은 코에서 생산되어 흘러나온다. 추운 겨울날 산행이나 장시간 동안 찬바람 마시며 밖에서 운동할 때 콧물이 나온다. 밥 먹을 때 뜨겁고 매운 국물 음식을 먹고 땀이 쭈욱 날 때면 어김없이 콧물도 줄줄 흐른다. 이것은 울 때 눈물이 콧물이 되어 흐르는 것과는 원리가 다르다. 복싱 선수는 코를 맞아서 외상(外傷)으로 코피가 터진다지만, 어릴 때는 맞지 않고도 코피가 나는 경우가 있다. 심신 활동이 급격히 최고조에 도달하면 코피가 터지기도 하고, 혈압이 높은 사람이 강력한 스트레스를 받으면 코피가 터지기도 한다. 왜일까?

이러한 것을 모두 이해하는 데는 코의 해부학적 구조와 각 구조들의 기능을 알 필요가 있다.

사람의 코는 호흡하는 공기가 들락거릴 수 있도록 양측으로 터널이 두 개 있다. 입천장에서 목구멍 뒤쪽으로 가보면 호흡하는 터널은 합쳐져 한 개로 되어 후두로 내려가지만, 입천장 뒤 끝의 위에서부터 앞의 콧구멍까지는 비중격이라는 얇은 막에 의해 좌우 양측으로 분리되어 있다. 비중격은 후방의 반은 속이 단단한 두개골 뼈로 되어 있고, 전방의 반은 속이 연골로 되어 있다. 비중격 연골은 앞으로 나와 몸 밖에서 만져지는 콧잔등을 이룬다. 콧잔등도 상부의 반은 두개골 뼈로 되어 있다. 코를 세우는 성형수술은 콧잔등 연골과 비중격 연골을 조작하여 위치와 형태를 바꾸는 것이다.

비중격은 연골 표면이 점막 표피조직으로 덮여 있다. 이 조직은 털이 나 있고 점막에서 점액질이 분비되어 콧속을 지나가는 숨 쉬는 공기를 덥혀 주고 건조하지 않게 습기를 공급해 준다. 털은 먼지 등을 잡아서 필터링 해준다.

이 점막 조직은 혈관 분포가 아주 잘되어 있다. 비중격 점막 실핏줄은 콧구멍 앞쪽으로 올수록 분포가 많다. 공기를 데워 주고 습도를 제공하기 좋게 하기 위해서다. 그러므로 추운 데 나가서 아주 찬 공기가 들어오면 더 열심히 데워야 하므로 피가 더 많이 공급된다. 그래서 혈관이 늘어나고 충혈되어 점막을 통해 분비되는 분비액이 급격히 증가한다. 이것이 콧물이다. 맵고 뜨거운 음식을 먹을 때는 체온이 올라가는 데 대한 반응으로서 말초혈관이 팽창하는데, 코의 혈관이 더 왕성히 반응하여 충혈되면서 콧물이 나는 것이다. 이러한 현상은 사람에 따라 정도가 다르다.

어린이의 비중격 점막혈관은 점막 표피조직이 단단히 감싸 주지 못해 표면에 노출되어 있다. 이것이 어린이들이 아무 이유 없이 코피를 잘 흘리는 이유이다. 때로 충혈이 지속되어 비출혈이 멎지 않으면 혈관을 전기 침으로 지지는 수술을 하기도 한다. 싸울 때 코를 얻어맞으면 코피가 잘 터지는 이유도 같은 이치이다. 권투선수는 상대방 팔의 리치에서 가장 거리가 가까운 몸의 부위가 코이므로 코에 집중 타격을 받고 코피가 터지곤 한다.

질병에 의한 비출혈로는 고혈압이나 동맥경화증이 있을 때 혈관이 터져서 일어날 수 있다. 그 외에도 백혈병, 혈우병, 빈혈 등 혈액 질환이 있으면 피를 멎게 하는 요소(factor)가 부족하다. 따라서 한번 비출혈이 일어나면 코피가 멎지 않고 많이 나기도 한다. 콧물은 비염의 염증 반응으로도 분비된다. 감기는 대부분 코를 포함한 상기도 감염에 의한 것이므로 코 안의 염증에 의해 콧물이 난다.

비중격은 정중앙에 수직으로 서 있는 가리개 막이다. 콧구멍의 좌우를 구분 짓는 경계막인데, 많은 사람이 정중앙에 곧게 서 있지 않고 비뚤어져 있다. 이 경우를 비중격 만곡(septal deviation)이라고 하며, 심한 경우에는 호흡과 발성에 지장이 온다든지, 축농증 같은 것에 잘 감염된다든지 하여 교정이 필요하다. 권투나 싸움으로 타격을 받은 외상성 비중격 만곡도 있다. 즉 코가 비뚤어지는 것이다. 이때 수술은 중격 연골을 제거해 버리면 된다.

　후각 신경은 뇌에서 콧구멍 천장을 통해 내려와 코의 앞 상부 점막에 주로 분포한다. 코를 통해 지나가는 공기 중 들이마시는 공기는 호흡에 관계되지만, 후각 신경이 분포한 부위를 통과할 때 냄새를 감지하게 된다. 밖으로 나가는 공기는 호기(呼氣) 때 배출되는 것 외에도 발성을 하면 콧구멍 동굴에서 공명이 일어나 특유한 음색을 나타내도록 되어 있다.

　코골이는 목젖이 주원인이지만, 중격 만곡이 심한 것도 부분적으로 관계가 있다. 코털은 이물질 필터링도 하지만, 공기를 데우는 데도 관계한다. 공기의 물리적 접촉면을 자동차 라디에이터처럼 넓히는 역할인 것이다. 재채기는 이물질이 코털을 자극할 때 재빨리 그리고 강력히 제거하기 위한 불수의적 반응으로 일어나는 현상이다.

　코 안에서만 일어나는 현상들과 그에 반응하는 코의 구조에 대하여 살펴보았다. 코 하나만으로도 이런 오묘하고 복잡한 내용을 가지고 있으니 신비롭기도 하지만, 눈이 슬픔과 기쁨 같은 감정 표현에 직접 관계하고 있는 것에 비하여 코는 전혀 무관함을 알 수 있다.

대변

대변은 왜 노란가? 왜 냄새가 독한가? 이번에는 대변에 대하여 생각해 보자. 실제 대변의 색깔, 모양, 양, 묽기의 정도 등 눈으로 보이는 것은 건강 상태와 매우 밀접한 관계가 있다.

대변은 우리가 잘 알고 있듯이 에너지를 얻기 위하여 섭취한 음식물을 소화시키고 남은 찌꺼기를 배출하는 것이다. 사람은 초식동물이 아니므로 섬유질을 완전히 소화시키지는 못한다. 비타민이나 광물질은 필수적인 최소 단위의 양만 흡수하고 나머지는 버린다. 소장 점막세포는 수명이 3일에서 5일이므로 수명이 다한 세포가 수시로 탈락한다. 이러한 물질들이 전 소화기관을 통과하여 직장에 축적된 것이 대변(feces)이다. 대변은 S-자 결장과 직장에 머무는 동안 수분이 흡수되어 점점 진해지고 단단해진다.

우선 대변의 질에 대해 생각해 보자. 설사는 주로 소장과 대장에 염증이 생겼을 때 장내 물질이 충분한 시간 동안 머물지 못하여 빨리 배출됨으로써, 수분이 충분히 흡수되지 못한 결과이다. 장의 질환으로 소화와 흡수가 충분히 이루어지지 못하고, 장내의 물질이 독소로 작용하여 소장을 손상시킬 것에 대비한 내부방어 시스템의 가동 때문에 생기는 현상이다. 반대로 변비는 소장과는 큰 관련이 없고, 하부 대장이 변을 배출하는 데 이상이 생겨서 변이 장시간 축적된 상태에서 수분이 계속 흡수되므로 나타나는 현상이다. 배출이 잘 안 되고 수분이 흡수되어 딱딱해지면 배출이 더 어려워진다.

대변의 색이 누른 것은 담즙 때문이다. 지방의 소화를 돕기 위해 담즙

이 많이 배출되는데, 담즙 색이 노랗다. 선천성 담도 폐쇄증(choledocal cyst)이 있는 유아의 변은 회백색 내지 흰색이다. 밝은 노란색일수록 장의 기능이 좋은 것이고, 짙은 색 또는 검은 누른 색 쪽으로 갈수록 지방의 섭취가 과도하든지 지방의 소화를 못 시키고 있는 것이다. 담도암 등 담즙 분비가 원활치 못하면 노란색이 적어진다. 대변에 피가 섞이면 붉은색을 띠는데, 대장 질환으로 출혈이 되면 변 색깔 전체가 붉은색이 된다. 붉은 변이 아니라 변 주위에 피가 묻어 있으면 치질이나 하부 직장의 출혈이다.

냄새는 직장 속의 정상 장내세균(normal flora)에 의해 부패가 일어나기 때문이다. 섬유질 같은 것이 원활히 배출될 수 있도록 잘게 부수기 위해 균에 의한 부패의 과정이 필요하다. 냄새가 장의 건강 상태를 좌우하지는 않는다. 부패로 인하여 가스(방귀)가 생기고, 변 속에 독성 물질이 발생하며, 대변이 밖으로 배출된 후에도 부패균이 섞여 있어 부패를 계속하게 된다. 그래서 대변이 피부에 닿으면 균에 의해 발진과 같은 피부염이 생긴다.

대장은 상행결장, 횡행결장, 하행결장으로 'ㄷ'자 모양이다. 우하복부에서 우상복부 간 밑을 지나 좌상복부에서 아랫배로 내려가는 구조로 되어 있다. 그 다음이 골반 속에서 S-자 결장이 되어 내부가 넓어지고 S-자 모양으로 옆으로 뒤로 아래로 몇 번 구부러져 내려간다. 여기서 대변이 차곡차곡 쌓이면서 변의 형태를 갖추게 된다. 그 다음이 15~20cm 정도의 길이의 직장으로서 대변의 저장과 배출에 관계한다.

배출은 항문 괄약근이 담당하는데, 직장의 벽을 이루는 불수의근인 내부 괄약근이 있고 수의근인 외부 괄약근이 둘러싸고 있다. 배변의 메커니즘은 그 외에도 직장과 항문을 둘러싼 여러 가지 근육들이 얽혀 역할을 하고 있어 단순히 설명하기 어렵다. 불수의근은 내 의지와 상관없이 기능하며 척추 반사 신경의 지배로 주로 직장 항문을 조여 변을 보관한다. 변의 양이 증가하여 직장 내압이 증가하면 직장 벽이 이를 탐지하여 척수를 넘어 뇌로 전달해서 각종 수의근들을 움직여 항문을 죈 괄약근을 풀어 변이 배출되도록 한다.

변비는 대변의 질이 굳고 딱딱하여 생기는 경우도 있지만, 직장항문 주위 근육의 긴장과 이완이 원활치 못해 배변이 원하는 대로 잘 안 되는 경우도 있다. 이런 경우 괄약근 운동으로 힘을 증가시키면 도움이 된다.

우리나라 사람들은 예로부터 재래식 방법의 배변을 해왔는데, 이 자세는 배변만을 목적으로 할 때 골반 내압을 증가시켜 주므로 좋은 자세이다. 현세에 와서 위생적인 측면과 편리함을 위해 양변기를 사용하는데, 복압이 낮은 사람이나 하복부 압력을 잘 주지 못하는 사람의 경우 배변 장애를 초래할 수 있다. 어린이들의 경우 변기가 너무 높아 발이 땅에 닿지 않으면 배변 시에 아래로 힘을 줄 수가 없어 시원하게 배변이 안 되는 경우가 있다. 양변기가 처음 나왔을 때 그 위에 올라가 쪼그려 앉아 변을 보는 사람도 있었다. 양변기에 앉아서 등을 앞으로 구부리는 자세가 골반 내압을 올려 배변에 도움을 줄 수 있다.

직장은 대변이 완성된 후 밖으로 빠져 나가는 최후의 통과 지점이다. 대변 속에는 흡수가 되지 않고 빠져 나가는 독성 물질과 부패 과정에서 만들어진 독소들이 많이 포함되어 있다. 이 독소들에 의한 평생의 지속적인 자극에 의해 직장암이 발생하는 것 아닌가 하는 학설도 있다. 암이 발생하면 종양이 혹을 만들어 변의 통과를 방해하는 변비 증세도 올 수 있지만, 직장 점막을 손상시켜 궤양을 만들기 때문에 출혈이 되어 변에 피가 나오기도 한다. 아주 초기의 암에서도 출혈 현상을 발견할 수 있다. 그래서 대변의 잠혈(潛血) 검사는 직장암 조기 진단에 매우 중요하다.

대변의 독소가 장 내에 남아 있어서 장 기능에 영향을 준다는 소위 숙

변은 속설이다. 대장 내시경을 해보면 장 속에는 제일 아래 직장에만 배출을 기다리는 대변이 있지 그 위의 장 속에는 정상적으로 남아 붙어 있는 변은 없다. 장 점막은 항상 미끈미끈한 점액으로 덮여 있어서 대변이 붙어 있지를 못한다. 따라서 장 청소라는 시술은 아무 의미가 없는 행위이다. 대장에서는, 폴립은 장 표면으로 자라는 조직이지만, 게실(diverticulum)이라는 점막 속으로 움푹 들어간 동굴을 형성하기도 하는데, 이것이 때로 염증을 일으키기는 하나 주로 하행결장 이전에 있기 때문에 변이 머무르지는 않는다.

치질은 항문 주위 혈관이 부푼 것이다. 서서 생활하고 배변 때 힘을 주기 때문에 생기는 질환이다. 변이 지나가면서 항문 점막에 미세한 상처를 내고 변의 독성으로 염증이 생기면 속으로 세포조직이 삭아 버리는 현상이 생길 수 있는데, 이것을 치루라 한다. 치질이나 치루는 염증을 동반하므로 아프고 화끈거리고 출혈이 있다. 염증이 삭으면 증상이 완화될 뿐 아니라 병의 진행도 막을 수 있는데, 더운 물 좌욕이 가장 적합한 치료법이다.

작품 속의 얼굴

캐나다 온타리오에서 한 과학자가 인간 로봇을 제작해서 여자 친구로 삼고 있다고 한다. 로봇을 만들 때 처음부터 성(性)이 정해지는 것은 아니므로 단지 만들 때 여자 얼굴로 한 것뿐일 것이다. 여자 친구이니 와이프이다. 말동무 역할은 어느 정도인지 모르지만, 간단한 가사와 청소를 하며, 지도를 읽을 줄 알며(차로 길을 찾아갈 때 옆에 앉은 아내가 지도를 잘못 봐주는 것이 가장 큰 부부싸움 거리이다), 무엇보다도 절대 바가지를 긁지 않는다고 한다. 이름 하여 여자 3PO(〈스타워즈〉에 나오는 걸어 다니는 인간 로봇)라 한다.

이 로봇의 사진을 보니 완벽한 여성 용모로 만들어 놓았는데, 얼굴 모습이 아무리 보아도 캐나다인, 즉 서양인이 아니라 동양인이다. 그러고 보니 로봇을 만든 사람 이름이 르 트롱(Le Trung)이니까 베트남계 캐나다 사람인 것 같다. 그래서 그 로봇의 얼굴은 베트남인 얼굴 모습이라 해도 아무런 무리가 없다. 만든 사람이 무의식중에 자기와 같은 민족의 얼굴로 표현한 것이다.

우리 돈 5,000원 권의 율곡 초상은 처음에는 이당 김은호 화백에게 의뢰되었었다. 그런데 이당이 그리는 도중 쓰러지는 바람에 제자인 30대의 젊은 이종상 화백이 완성했다. 처음에는 기본 그림이 만들어졌기 때문에 한국은행이 그것을 영국에 보내어 완성하게 했다. 그런데 화폐 그림을 전문으로 하는 데라로사에서마저 완성해 보내온 율곡의 얼굴이 서양 사람 얼굴 아닌가(이 화백의 말을 빌리면 '양코배기 얼굴'). 그래서 결국 이당의 수제자인 이 화백이 완성하게 된 것이라고 한다. 영국 사람이 그린 인물화는 서양인일 수밖에 없는 것이다. 이종상 화백이 이번에 5만 원 권의 신사임당을 그렸다.

도로공사를 하고 있는 곳을 지나다 보면 교통 정리하는 인형이 서 있는 것을 본다. 팔에 신호용 전지 막대를 들고 흔들고 있다. 아마 속도계 센서도 내장되어 있는 듯 빨리 접근하는 자동차가 있으면 상하로 팔을 흔든다. 그런데 그 인형의 얼굴이 서양인이다. 완벽한 코카시언이다. 그것을 보고 미국이나 서양에서 제작된 것을 수입한 것임을 알았다.

우리나라 화가나 조각가의 작품을 보라. 사람을 대상으로 할 때 그 얼굴이 서양인으로 느껴진 적이 있는가? 모두 우리나라 사람 얼굴이다. 물론 우리나라 사람을 그렸으니 우리나라 사람 얼굴이어야 하지 않겠느냐고 하겠지만, 아마 서양인이라고 그려도 옷이나 표현 방법에서 그렇게 인식되도록 했을 뿐 얼굴이 서양인답다고 느껴지지는 않을 것이다. 천경자의 타이티 여인 같은 여자 얼굴의 모습도 우리나라 사람 얼굴이다. 고갱의 타이티 여인은 프랑스 사람 얼굴의 특징을 가진 폴리네시아인 얼굴 같다.

제주도 중문에 있는 아프리카 박물관에서 보는 모든 작품은 아프리카 사람 얼굴의 모습이다. 파주 중남미문화원에서 보는 멕시코 작가의 인물상은 멕시코 사람 얼굴이고, 남미 오지의 작품은 아즈텍과 다른 인디오 사람 얼굴로서 서로 구분된다. 탄자니아 수도 잔지바르에는 옛날 노예시장이었던 곳에 쇠사슬에 묶인 채 경매시장에서 팔려가는 노예들의 등신대 조각이 조각된 조각공원이 있다. 그 조각의 노예들 얼굴은 절실한 아프리카 흑인 노예의 모습 그대로이다.

그곳 사람이 그곳 사람의 모습을 그곳 그대로 표현함은 어찌 보면 당연한 일일 수 있다. 그러나 내가 말하고자 하는 것은 예술가들이(예술가가 아닌 사람도) 사람의 얼굴 모습을 그리거나 만들 때, 자기 핏줄인 사람의 모습으로 표현하는 본능을 가지고 있다는 것이다. 예를 들어서 인디오 작가에게 식민 지배하러 온 스페인 사람을 그리게 했을 때, 스페인 사람이 스페인 사람 얼굴을 그릴 때만큼 스페인 얼굴로 그릴 수 있겠는가 하는 것이다.

만화의 얼굴 그림을 보면 안다. 만화가 양영순의 플루타크 영웅전 일러스트는 아무리 보아도 한국사람 얼굴이다. 신문 카툰 코너에서 보면 코만 크게 그리면 서양인으로 표현된다. 그리고 모자나 의상에 그 나라 국기를 그리면 어느 나라 사람인지 파악한다. 우리나라 만화가가 아무리 잘 그려도 '블론디'의 범스테드 얼굴이 미국인답게 그려지지 않을 것이다. 반대로 서양 사람이 동양인을 그린다면 눈만 쭉 찢어지게 그리는 것 같다. 대개 중국인을 표현한 것이지만.

그런데 최근 들어 우리나라의 인물화를 보면 작품 속의 얼굴 모습이 옛날에 비해 많이 달라지고 있다. 그림의 표현 방법도 다르고 기법이 많이 발전하여 다르게도 보이지만, 내가 보기에는 수십 년 전 작품 속의 모습에 비해 인물이 진화한 것이다. 옛날에는 젊은이들 얼굴을 요즈음 부르듯이 꽃미남이라고 한 적은 없었다. 신성일, 남궁현, 최무룡 같은 절세의 미남들을 아무 데서나 잘 볼 수 없었다. 요즘에는 길거리에서 아무나 보아도 훤칠하고 잘생겼다.

그래도 자세히 보면 근본적인 사람의 얼굴은 절대 우리나라 사람이다. 현대 화가가 그린 인물화의 얼굴도 한국사람 얼굴이 확실하다. 해외에서 만나는 사람들 중에서도 한국인은 구분할 수 있다. 그러나 옛날의 얼굴과 달리 들어가고 튀어나온 데가 확실하고 몽골리언 얼굴이 많이 퇴색돼 보인다. 소위 한국인의 얼굴이 서구화하는 것이다. 서양인화가 되는 것은 아니겠지만 동양적 골격의 특징이 많이 변했다.

얼굴이 서구화하는 것은 생활 패턴이 달라지고 있기 때문이다. 그것을 뒷받침하는 것으로서 우리나라 사람의 암 발생 패턴이 서구화하고 있는 점에서 알 수 있다. 선진국 형 암이라고 분류하는 유방암, 전립선암, 직장암이 급격히 증가하고, 개발도상국 형 암이라는 자궁암이 많이 줄었다. 암 발생과 관련하여 선진국 형(서구화)이라는 것이 무엇인가? 말도 우리말 쓰고 있고 생각도 우리 식으로 하고 있고, 집안에 들어갈 때는 신발을 벗고 온돌 바닥에 누워 생활하는 우리의 문화가 바뀐 것은 아니다. 가장 영향력 있는 것으로는 식생활이 바뀐 것이다.

미국에 이민 간 일본인의 위암 발병 패턴을 보면, 이민 1세대는 일본에 사는 일본인과 같고 2, 3세대로 갈수록 미국인(코카시언)과 같아진다. 즉 살고 있는 환경이 사람의 생리적, 병리적, 해부학적 특징을 바꾼다는 말이다. 그래서 요즈음의 한국 아이들은 키만 큰 것이 아니라 얼굴도 몽골리언 형과 점점 거리가 멀어진다. 코카콜라와 햄버거, 또는 샌드위치와 우유로 대표되는 서구식 식생활 때문이다.

그러면 한국 사람이 만들어 수출하는 장난감 인형은 우리나라 사람 얼굴일까?

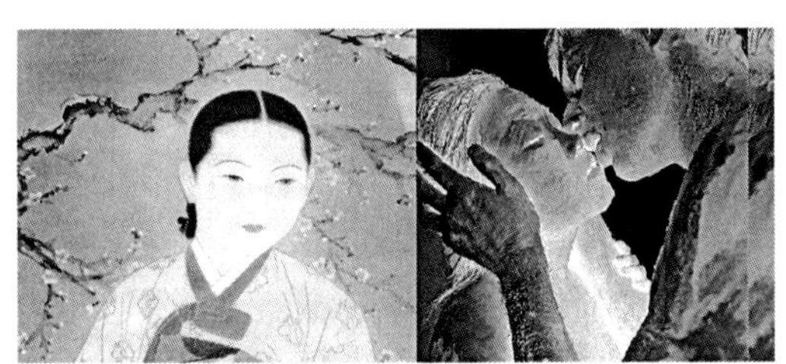

폴 립

요즘에는 건강검진의 중요성이 제대로 인식되어 검진하는 사람이 많이 늘었다. 건강검진에서 내시경 검사는 빼놓을 수 없는 중요 항목이다. 그리고 내시경 검사를 받은 사람은 누구나 폴립(polyp)에 대한 설명을 들어서, 이제 폴립을 모르는 사람은 없다. 폴립은 우리말로는 용종(茸腫)이라고 한다. 일종의 양성 종양에 속한다.

폴립의 어원은 낙지 발의 촉수나 빨판처럼 우둘투둘하게 솟아났다는 표현에서 나왔다. 영어로 풀어서 설명하면 protruding growth(튀어나오게 자라 오름)이다. 그리고 소화기나 호흡기의 강내 점막(粘膜, mucous membrane)에서 생긴 조직이다. 우리 몸속에서 관이나 터널처럼 빈 공간을 형성하는 곳을 동굴이라는 뜻으로 강(腔)이라고 하는데, 이 강의 내부 표면 점막에 생긴다는 말이다. 몸 바깥의 피부에 생길 때는 폴립이라고 하지 않는다. 나이가 많아지면 얼굴이나 목 같은 노출된 피부에 동글동글하게 솟아오른 것을 민간에서는 '새젖'이라고 하는데, 이것은 각질층의 증식일 뿐 용종이라고 하지 않는다.

다시 말하면 폴립은 점막의 표면에서 버섯처럼 불쑥 올라오면서 커지는 조직을 말한다. 점막이든 피부든, 표피는 표피세포가 지속적으로, 그리고 자주 세포분열을 하여 새 세포가 만들어지고, 이것이 쌓여서 세포층을 이룬다. 세포는 아래에서 위로 자라면서 일정한 두께를 형성한 후, 제일 표면의 세포는 저절로 탈락하면서 수명을 마친다. 이때 프로그램보다 과도하게 증식해 버리면 정해져 있는 두께보다 세포 양이 많아져서 표면 위로 불거져 나오게 된다. 이것이 폴립이다. 들여다보면 낙지의 빨판처럼 보인다는 말이다.

폴립이 주로 발견되는 곳은 위, 대장, 그리고 코 안이다. 식도는 음식이 빨리 내려가야 하는 곳이어서 잘 안 생기고, 소장은 내시경이 도달하지 않는 곳이어서 찾아낼 수 없지만 엑스레이 검사를 해봐도 소장 폴립은 거의 보이지 않는다. 입안은 모르겠지만 끊임없이 혀가 움직이므로 안 생기는 것 아닌가 싶다. 호흡기 계통에서는 코 안이나 성대 같은 곳에서 발견된다.

문제는 폴립이 그냥 증식한 세포 덩어리로 있지 않고 암으로 변하는 데 있다. 이 현상을 악성 변성(malignant degeneration)이라고 한다. 양성 종양으로 조용히 있는 것이 아니라 세포조직 증식 층이 불거져 나와 병적인 상태가 되고, 세포의 성질도 암세포로 바뀌면 위암 또는 대장암이 되는 것이다.

폴립이 발생하는 원인은 밝혀져 있지 않으며, 발생한 폴립이 암으로 변하는 원인도 정확히는 모른다. 그러나 폴립이 있을 때 암으로 변성될 것인지 안전한 양성인지 판별하는 방법은 있다. 주로 모양을 보고 짐작하는데, 송이버섯 모양으로 머리가 크고 목이 가늘면 양성이고 꼭대기가 작고 아래가 넓은 산 모양이면 악성일 가능성이 높다. 그리고 크기가 큰 경우 지름이 1cm 이상이면 암의 위험이 높다. 내시경 검사를 할 때 악성일 가능성이 높아 보이는 것을 떼어내어 조직검사를 통해 악성 변성으로 암이 되어 있는지를 확인한다.

위와 대장에 폴립이 있는지, 있다면 얼마나 있는지(실제 숫자는 크게 중요하지 않다), 각각의 모양이 어떤지 알아보는 것이 암 조기 진단에서 매우 중요하다. 암이 될 가능성이 있을 때 제거해 버리면 암의 조기 치료로 완치가 가능하기 때문이다. 이는 위나 대장이나 마찬가지이다.

진단 방법에는 내시경과 엑스레이 촬영이 있다. 내시경은 굵기도 가늘고 수면 내시경으로 환자가 고통 없이 시술이 가능하기 때문에 요즘은 내시경 검사를 주로 많이 한다. 그리고 내시경 검사로 폴립이 발견되면 동시에 제거도 같이 할 수 있기 때문에 한 번에 두 가지를 다 할 수 있어서 좋다.

엑스레이 촬영은 우유 같은 조영제(造影劑)를 위의 경우는 입으로 마시고 대장의 경우는 항문으로 관장해서 넣은 후, 몸속을 엑스선으로 투시하여 들여다보면서 필요한 곳을 사진으로 촬영하고, 그 사진을 판독하여 폴립이나 여러 질환을 진단하는 것이다. 내시경에 힘들어하는 사람은 이 방법의 검사가 편안하기 때문에 권장된다. 그러나 폴립을 발견해도 조직검사나 제거를 해야 될 때 다시 내시경이나 수술을 해야 하는 단점이 있다. 엑스레이로 폴립이나 다른 질환이 없다고 결론이 나면 더 이상 다른 검사를 안 해도 된다.

위나 대장의 폴립은 암 조기 발견과 치료에 지대한 공헌을 하므로 40세 이상의 연령층에서는 매년 대변 검사를 하고 2, 3년에 한 번은 내시경 검사를 받아야 한다. 첫 번째 검사에서 대량의 폴립이 발견된 사람은 다발성 폴립이라 하여 고위험 군이기 때문에 더 자주 검사를 해야 한다. 매우 드물지만 가족성 용종증(familial polyposis)은 더 위험하므로 가족 모두가 폴립에 대한 검진을 수시로 해서 암 조기 발견을 위해 노력해야 한다.

폴립이 위나 대장에 있을 때의 증상은 없다. 전혀 자신은 인식을 못 한다는 말이다. 따라서 검진 받지 않으면 발견할 수 없다. 폴립이 미끄러져서 장을 꼬이게 하는 수가 가끔 있긴 하지만 다른 질환을 병행했을 때가 대부분이므로, 폴립 자체가 양성일 때는 위험한 것은 아니다.

호흡기 계통의 폴립은 코 안에서 발견되는 것이 대부분이다. 코 안에 폴립이 있으면 코가 막히고 감기 증세가 잘 오며 축농증의 원인이 되기도 한다. 코 안은 이비인후과에서 쉽게 관찰할 수 있는 부위이므로 진단이 어렵지는 않다. 코 속의 용종은 발견 즉시 제거해 버리면 된다. 그런데 가끔 재발하므로 이런 경우에는 여러 번 수술하기도 한다.

또 하나의 용종은, 성질이 약간 다르긴 하지만, 성대 결절이 이에 속한다고 할 수 있다. 목소리를 많이 쓰는 사람, 가수, 아나운서, 시장판에서 많이 떠드는 사람 등 성대를 과도하게 사용하면 폴립만큼 높이 자라지는 않아도 조직이 부풀어 오른다. 이것이 성대 결절로서 목소리가 거칠어지거나 아예 소리가 나오지 않는다. 이 경우도 수술로 제거하면 잘 치료된다.

호흡기 계통의 폴립이나 결절은 암 세포로 변성하지는 않으므로 암에 대한 걱정은 할 필요가 없다. 그러나 모든 폴립은 약물로 치료할 수가 없다. 무조건 수술로 제거해야만 한다.

목 소 리

어제 연습을 했더니 오늘 목소리가 맑게 나온다. 일주일에 한 번 발성 연습과 노래 부르기를 한 시간씩 하기로 했지만 한 달에 한두 번이 고작이다. 그래도 연습한 그 다음 날은 목소리가 좋다. 나이가 들어가면서 성대도 60년 이상 일을 했기에 슬슬 힘이 약해져감을 느끼지만 말이다.

55세 즈음에 고등학교 동기동창 넷이 모여 늙은(?) 쿼텟 남성 사중창 '실버보이스'를 결성하고, 그 동안 두 번의 리사이틀과 수십 번의 초청 무대들을 소화했다. 선생님을 모시고 노래와 화음과 발성과 연주에 대하여 많이 공부하고 실습을 쌓았지만 역시 전문인 같은 시간과 노력, 능력에 미치지 못하니 어느 선에서 한계가 있다.

그 중 나에게 가장 큰 문제는 고음이다. 하이테너를 맡긴 했지만 전문 성악가 테너의 음역에는 미치지 못한다. 나는 연습으로 극복될 줄 알았지만, 선천적으로 성대의 구조가 낼 수 있는 음의 영역을 이미 정해 놓은 것은 어쩌지 못한다. 폴 포츠는 태어날 때부터 높은 음역과 성대의 힘을 가지고 태어났다. 그렇지 않고는 아무리 그동안 연습을 많이 했다 하더라도 전문 성악인 생활을 하지 않은 그가 그런 환상적인 노래를 할 수 없었을 것이다. (그는 휴대폰 판매원이었다! 하기야 마리오 란자도 트럭 운전수였다.)

G는 컨디션이 좋으면 그런 대로 나온다. 그래서 중창으로 화음을 맞출 때는 고음이 G 이상 올라가는 곡이 잘 없어서 그런 대로 견딘다. 그러나 독창으로 한국 가곡, 이태리 가곡, 오페라 아리아, 주옥 같은 아름다운 노래들을 불러 보고 싶지만 보통이 A다. 평생 다른 사람 앞에서 죽

기 전에 한번 불러보고 죽고 싶은 "공주는 잠 못 이루고(Nessun Dorma; Turandot의 테너 아리아)"는 B다. 선생님과 발성 연습을 할 때 아래 음부터 유도해 올려주면 A까지는 나오는 것 같다. 그런데 노래 속에서는 G도 계속되면 어렵다. 호흡으로 조절하라지만, 이것이야말로 전문적인 훈련과 지속적인 연습이 필요하다.

성악가든 가수든 노래와 발성 연습을 많이 하는 사람은 말하는 목소리도 맑게, 그리고 울림통을 잘 울려 나오는 소리가 된다. TV 광고를 보면 (이름을 거론해서 안 됐지만) 남자는 윤도현, 여자는 옥주현, 이 두 사람은 광고 카피를 말할 때나 가끔 인터뷰를 할 때의 평소 목소리도 맑고 바른 소리가 나옴을 알 수 있다. 성대가 잘 훈련된 것이다. 아나운서가 대표적이다. 그러나 어떤 가수는 연습이 과도하여 쉰 목소리가 되어 있다. 성대의 훈련이 잘못된 것이다.

성대는 밖에서 보면 아담스 애플(남자의 목에 톡 튀어나온 곳) 안에 있다. 어떤 사람은 이를 목젖이라 하는데, 보통 목젖은 입을 벌렸을 때 목구멍 안쪽에 호리병 모양으로 매달려 있는 조직을 말한다. 아담스 애플을 구성하는 것은 갑상연골로서 성대를 보호하고 각종 발성에 관계하는 소 근육들과 연관되어 있다.

성대는 두꺼운 인대 판으로 되어 있다. 좌우에 한 장씩으로 부채처럼 펴졌다 오므려졌다 한다. 성대 공간은 앞쪽이 붙어 있고 뒤쪽이 열려 있는 'V' 자 형이다. 그 인대 판의 바깥쪽은 피열 연골(披裂軟骨; arytenoid cartilage; 번역된 한글 용어가 별로 신통치 않다)에 붙어 있다. 성대는 평상시에는 열려 있다가 발성할 때 오므려 좌우의 판이 가까이 갈수록 높은 소리가 나온다. 그러니까 성대는 오므린 정도에 따라 높은 음에서 낮은 음까지 한 가지 소리밖에 내지 못한다. 소리가 만들어질 때 구강의 여러 근육과 혀가 움직여 말소리로 만들어 낸다. 소리의 크고

작음은 성대, 성대 주위의 근육, 그리고 배의 숨을 내뿜는 힘 등에 좌우된다. 소리의 아름다움은 구강, 코, 부비동(상악동처럼 코 주위에 뼈로 만들어진 동굴들)에서 소리가 얼마나 공명해서 나오느냐에 달려 있다.

일단 의학적으로는 해부학적 구조상 소리를 내면 그뿐이기 때문에, 이 구조에 이상이 없으면 아무런 문제가 없다. 그러나 음악적으로 볼 때는 사람마다 성대가 달라서 고음이 나오든지 아니면 바리톤이나 베이스의 소리가 나는데, 그 차이가 무엇인지는 정확히 알 수 없다. 또 음악적인 훈련이 이러한 구조를 어떻게 변형시키는지, 기능적으로 어떤 능력을 부여하는지도 잘 모른다. 러시아 음악은 러시아 바리톤 베이스가 부르지 않으면 맛이 없다. 어떻게 저런 소리가 나올까 싶고, 때로는 사람이 노래 부르는 것이 아니라 환상적인 소리를 내는 또 하나의 악기라는 생각이 든다.

후두는 세 곳으로 나뉜다. 성대가 있는 곳을 성문부, 그 아래를 성문하부, 그 위를 성문상부로 구분한다. 성문하부는 바로 기관(氣管; trachea)과 연결되어 폐로 공기를 통하게 한다. 성문상부에는 성문 덮개(喉頭蓋; epiglottis)가 있어 음식을 먹을 때 후두를 덮어주어 기관으로 들어가지 않고 뒤에 있는 식도로 내려가게 한다. 급히 물을 마시다 후두개가 채 덮이지 않은 상태로 물이 기관 속으로 들어가면 이를 기침으로 급히 뱉어내는 반사행동이 일어나는데, 이것을 사레들린다고 하는 것이다.

후두에 염증이 생기는 것은 주로 감기 때문이다. 염증으로 인한 부종이 생기면 발성할 때 성대간의 거리가 잘 유지되지 않고 적당히 떨리지 못해 소리가 만들어지지 않는다. 그래서 심한 감기로 후두염이 되면 쉰 목소리가 난다. 성대 결절도 소리를 내는 데 방해가 되는 중요 질환이다.

후두에서도 암이 생긴다. 후두암은 발생 빈도가 적지 않은 흔히 보는 암이다. 성문암은 성대에 생기므로 목소리가 일찍 변화(쉰 목소리)하여 비교적 조기에 발견되고, 임파절 전이도 잘 안 일어나므로 수술 또는 방사선 치료로 완치율이 높다. 그러나 성문상부 암은 목의 임파선으로 잘 옮겨가기도 하고 진행된 상태로 발견되는 경우가 많아 완치율이 좀 떨어진다. 제일 문제가 되는 것은 진행된 후두암은 후두를 모두 드러내는 후두 절제수술을 해야 한다는 것이다. 후두를 모두 없애 버리니 목에 둥근 구멍만 남고, 그 구멍으로 호흡을 해야 한다. 그리고 말을 못 한다. 때로는 성대를 살리는 부분 절제수술을 하고 방사선 치료를 하면 말도 할 수 있고 암도 치료된다.

성대는 크기는 작지만 말하고 노래하는 데 쓰는, 가장 인간됨을 나타내는 기능의 장기이다. 태어날 때부터 아름다운 목소리를 갖고 태어난다면 그것은 천혜의 복이다. 그러나 노래가 좋아서 노래하는 친구들과 노래하고 살고 있는 것은 더 큰 행복이다. 나는 노래방을 안 간다. 기계가 모든 사람을 가수로 만들어 주므로 나의 노래가 파묻혀 버리기 때문이다.

인체의 신비함

인체도 다른 동물 개체와 마찬가지로, 착상된 수정란에서 시작하여 수 많은 세포분열을 통해 각종 장기를 구성하는 조직을 만들면서 발육된다. 각 장기는 각기 정해진 위치에 자리를 잡고 장기의 기능에 맞는 세포 기능을 갖게 되어, 주어진 역할을 틀리지 않게 하면 성장이 완성된다.

그 과정에서 덜 자라든지, 잘못 자라 모양이 다르게 된다든지, 기능을 정상적으로 하지 못하든지, 숫자가 더 많아지든지 아니면 적어지든지 하는 이상이 올 수도 있다. 그런 이상은 때로는 아무런 문제를 일으키지 않지만, 때로는 그 때문에 질병이 생기기기도 한다. 모든 장기에게 주어진 기능이 사람이 생활하기에 가장 유리하게, 편리하게, 올바르게 될 수 있도록 하는 데 수백만 년의 유전자의 돌연변이(진화)가 있어 왔다. 지금도 장기와 인체 몸 전부가 완벽한 정상 상태로 성장 발육하는 데 유전자가 끊임없이 지배, 감독하고 있다.

그럼에도 불구하고 각종 장기가 정상적인 성장발육 과정에서 의외로 존재의 과부족의 사례, 또는 정상적으로 존재하는 장기이지만 기능이 거의 없는 장기의 사례들이 많아서 그 예들을 모아 보았다.

없어도 되는데 있는 것

충수돌기(Appendix, 蟲垂돌기)

소장과 대장이 만나는 곳에서 맨 처음 대장이 시작하는 부위, 즉 우하복부에 있는 맹장(cecum, 盲腸)에 마치 풍선의 작은 돌기처럼 밖으로 볼록 솟은 부위가 있다. 조직은 소장과 거의 비슷하다. 길이는 4~6cm 정도에 직경은 2 cm가 안 된다. 초식 동물에서는 길게 발달되어 있다고 하니, 섬유소의 소화와 관계있을 것 같다. 사람이 고기를 먹고 나서부터 퇴화한 것으로 짐작된다. 가끔 염증(충수돌기 염: 속어로 맹장염)을 일으켜 응급 수술로 제거해 주어야 한다. 시간을 넘기면 고름이 복강 내로 새어나가 위험해지기 때문이다. 최근 충수돌기는 장내 세균을 조절하여 대장의 건강을 지키는 역할을 하고 있다는 연구 보고가 있으나, 없어도 되는 장기이다.

비장 (Spleen, 脾臟)

왼쪽 횡격막 아래, 간과 반대쪽에 간의 2/3 크기의 덩어리로 되어 있다. 기능은 혈액 쓰레기통이다. 역할을 다한 혈액세포가 와서 저장되었다가 죽어 없어진다. 임파구를 생산하기 때문에 면역 체계에도 관계가 있다고 한다. 그러나 그 크기에 비해 하는 일이 별로 없다. 피로 가득한 큰 장기이므로 자동차 사고나 격한 운동, 외상이 좌측 상복부를 치면 파열이 일어나 대량 출혈로 사망한다. 큰 외상이 없는 사고사의 원인의 대부분을 차지한다. 간경화증, 백혈병 등에서 크게 부어올라 환자의 고통을 배가시킨다.

흉선 (Thymus, 胸腺)

가슴 앞쪽 흉골병(manubrium sterni, 胸骨柄) 바로 뒤에 있다. 쉽게 설명하면 양측 쇄골이 가슴 앞에서 만나기 전 옴폭 들어간 곳을 흉골 골짜기(sternal notch)라고 하는데, 그 바로 아래에 있다. 크기는 2~3cm 정도이고 좌우로 갈라진 삼각형 모양이다. 사춘기 나이 때까지 자라다가 그 후 점점 퇴화되어 중년이 되면 거의 사라진다. 내분비 기관으로 생각되지만 이것이야말로 그 기능을 모르며 왜 존재하는지 알려져 있지 않다. 그런데도 가끔씩 흉선암이라는 암을 일으켜 인체를 위협한다.

배꼽(Umbilicus, 臍帶)

잘 아는 대로 사람이 난생(卵生)이 아니라 태생(胎生)이기 때문에 있는 것이다. 자궁 속에서 모체와 연결된 유일한 통로로서 이 탯줄을 통해 영양과 노폐물을 교환한다. 그러나 출생 후 없어지므로 그 흔적이 배꼽으로 남는다. 배꼽 뒤에는 아무것도 없다. 복막이 배꼽과 인체 내부 구조와의 교통을 완전히 차단해 버리기 때문이다. 그래서 혹시 성형을 해서 배꼽을 없앤다 해도 아무런 문제가 없다.

사랑니(Wisdom tooth)

어금니는 한 편에 소구치가 두 개, 대구치가 세 개 있다. 대구치 세 개 중 제일 깊은 곳에 있는 것이 사랑니이다. 우리는 사랑니라고 부르지만, 영어로는 지능이 완숙해지면 올라오는 치아라고 부른다. 이것은 저작(음식을 씹는 것)에 별로 관계하지 않는다. 즉 없어도 된다. 성인이 된 뒤에도 사랑니가 자라지 않고 파묻혀 있는 사람이 다섯 명 중 한 명꼴로 있다. 때로는 옆으로 누워 자라서 앞의 대구치 옆구리를 자극하여 치아에 여러 가지 문제를 일으키므로 멀쩡한 이를 수술로 제거해 주어야 하는 경우도 많다.

미골(Coccyx, 尾骨)

인간이 일반 척추동물에서 진화되기 전에는 꼬리가 있었다는 것을 증명해 주는 것으로 알려져 있는 것이 꼬리뼈이다. 척추뼈를 더듬어 내려가면, 양측 골반뼈가 엉치 가운데서 만나는 곳에 넓이 10cm 정도의 평평한 뼈가 있는데, 이것이 천골(또는 천추)이며, 천골 맨 아래에 항문을 향하여 동그랗게 굽어 들어가는 꼬리뼈가 만져진다. 천골은 골반을 만들고 몸을 지탱하는 데 관계하지만, 미골은 하는 일이 없다. 손가락 마디 크기의 뼈가 세 개 내지 다섯 개 일렬로 붙어 있다. 엉덩방아를 찧으면 기절할 정도로 아프다.

편도(Tonsil, 扁桃)와 아데노이드(Adenoid)

이것은 림프 계통의 장기이다. 림프는 혈액처럼 우리 몸속을 흐르는 액체이다. 혈액 속의 림프구가 림프관을 따라 흘러 림프절이라는, 우리가 보통 말하는 임파선으로 들어가서 저장되고 없어진다. 몸속 장기, 특히 표면을 이루는 피부나 점막을 구성하는 조직에서 외부의 침입자가 있으면 림프구가 체포하여 에워싸서 림프관을 따라 끌고 가 림프절에 갖다 버린다. 이때 침입자의 독성이 강하면 치열한 전투가 벌어지는데, 림프 쪽이 힘에 겨우면 이겨내기 위해 림프절이 부풀어 오른다. 우리는 이것을 만질 수 있는 것이다. 염증이나 암으로 임파선이 부었다고 하는 것이 바로 이것이다.

얼굴이나 구강에서 그런 일이 생기면 목의 림프절이 붓고, 팔이면 액와 림프절(겨드랑이), 발이면 서혜 림프절(가리토시) 등에서 이런 일이 일어난다. 편도나 아데노이드는 구강과 상기도에서 생긴 싸움이 일어나는 곳이다. 편도선염이 그것이다. 편도는 목구멍 양편 구강과 인후(목구멍) 경계에 있고, 아데노이드는 인후 뒤편 벽에 있다. 아데노이드는 어릴 때만 있고 어른이 되면 퇴화되어 없어진다. 이들은 약간의 감염에도 심하게 반응하여 고열과 통증을 일으키며, 편도선염이 자주 재발하면 나중에 콩팥이 나빠지는 병이 오기 십상이므로 수술로 제거해 주는 것이 좋다.

송과선 (Pineal gland, 松果腺)

뇌 속 깊숙이 약 1cm 정도 크기로 있는 내분비선이다. 알려져 있기로는, 두피를 통해 들어오는 빛의 양을 감지하여 낮과 밤에 따른 사람의 행동을 조절한다고 한다. 외국 여행 때 시차 적응을 위해 먹는 멜라민이라는 물질이 있는데, 송과선에서 분비되는 호르몬이 바로 멜라민이라고 한다. 그러나 그 깊숙이 있는 위치에서 빛을 어떻게 감지하는지 이해가 안 가며, 햇빛이 아닌 밝은 전등 밑에서 밤새워 일해도 엄청나게 졸리는 것을 보면 더 알 수가 없다. 아마도 진화 과정에서 퇴화되고 있는 것이 아닌가 한다. 그런데 여기에도 종양이 발생한다. 뇌 속 너무 깊이 있기 때문에 수술로 제거되지도 않아 방사선 치료를 해야 한다.

남자 유두

그야말로 없어도 되는 것. 일반 척추동물에게서는 수놈 가슴에서 젖꼭지가 만져지지 않는다. 그런데 왜 영장류인 사람에는 남아 있는가? 괜히 있어 남자 유방암만 생기게 한다. 남자 유방암은 여자 유방암보다 치료가 잘 안 된다. 그런데 동물들처럼 유두가 여러 개(주로 네 개)인 사람도 있다. 이를 과잉유두 증후군(supernumerary nipple syndrome)이라고 한다.

6번 요추(腰椎)

경추(목)는 7개, 흉추(등)는 12개, 요추(허리)는 5개, 천추(엉치)는 5개, 미골 3~5개, 이것이 척추의 구성이다. 그런데 요추가 6개인 사람이 있다. 대개 키가 큰 사람이다. 왜 생겼는지 모르고, 다른 요추와 비교해서 특별히 추가로 하는 일이 없다. 허리 통증과도 관계가 없다.

있어야 하는데 없어서 문제

심중 격결손(Cardiac septal defect)

심장은 좌우심방과 좌우심실, 4개의 방으로 구성되어 있다. 좌심방은 허파에서 맑은 피를 받고, 좌심실에서 대동맥을 통해 전신으로 보낸다. 우심방은 전신을 돌아 노폐물을 잔뜩 싣고 온 대정맥의 피를 받고, 우심실에서 허파로 보낸다. 심실은 두꺼운 근육으로 되어 있어 강력한 수축의 힘으로 피를 분출한다. 그런데 좌우 심방끼리, 또는 좌우 심실끼리 단단한 벽으로 구분되어 있어야 하는데, 여기에 구멍이 생겨 태어나는 아기가 있다. 동맥피가 정맥피와 섞여 버린다. 폐에서 산소를 잔뜩 머금은 깨끗한 피가 나가지 못하고 섞여 버리는 까닭에, 산소가 모자라 아기의 입술이 파랗고 숨을 몰아쉰다. 이것은 생후 수개월 이내에 수술로 막아 주어야 한다.

우측 심장(Dextrocardia)

심장은 가슴 중앙에 있는 듯하지만 매우 뚱뚱한 'L' 자 모양으로 되어 좌심실에 해당하는 아래쪽이 왼쪽 가슴, 왼쪽 횡격막 위에 놓여 있다. 그런데 오른쪽으로 놓여 있는 경우를 우측 심장이라 한다. 그냥 평행으로 오른쪽으로 이동한 것이 아니라, 실은 몸 전체가 좌우 거울 효과로 바뀌어 만들어진 사람이다. 가슴 엑스레이 촬영을 하면 사진 앞뒤를 바꾸어 걸어 놓고 보는 듯하다. 오른쪽에 심장이 보인다고 우측 심장이라고 이름 부르지만 복부 장기도 바뀌어 있다. 즉 간이 왼쪽, 비장이 오른쪽에 있다. 눈, 코, 귀, 팔 다리, 심지어는 콩팥 같은 것은 좌우가 바뀌었다고 해서 모양이 달라지는 것도 없고 기능에 이상이 생길 리도 없으므로 문제가 없다. 딱 한 가지 문제는 충수돌기가 왼쪽에 있는 것이다. 이 사람이 충수 돌기염에 걸리면 의사가 오진하여 위험에 빠질 수 있다.

신장 하나 없는 것(Solitary kidney)

콩팥이 두 개인데 하나가 선천적으로 발달이 안 되는 수가 있다. 그러면 반대 측 신장은 보통의 크기보다 훨씬 커져서 자신의 일의 능력을 확대시킨다. 신장이식으로 한 개를 제공한 사람도 평생 아무 일 없이 살 수 있으므로 처음부터 한 개의 신장을 가져도 문제될 것은 없다. 그런데 이 사람이 신장을 다친다든지 암이 생기다든지, 하다못해 염증이 생겨도 대신할 신장이 없으니 문제가 되는 것이다.

잔류 고환(Undescended testis, 殘溜睾丸)

태아 때는 고환이 복강 내에 있다. 아직 음낭이 충분히 발달하지 않아 받아 넣을 공간이 없기 때문이다. 태어나면서 복강으로부터 고환이 내려와 음낭 속에 자리를 잡는다. 그런데 안 내려오는 경우가 있다. 손으로 만져 보면 한 쪽만 만져진다. 속어로 짝 불알이라는 것이 이것이다. 성인이 되면서 결국은 대부분 내려오지만, 성인이 되기 전까지 복강에 잔류한 고환은 나중에 고환암이 발생할 가능성이 높다. 고환은 항상 차게 있어야 하기 때문에 난소처럼 뱃속에 있지 않고 원래부터 밖으로 나와 있어야 하는 것이다.

그 외 토순(Cleft lip, cleft palate, 언청이), 육손(Polydactyly, 손가락 6개) 등 기형은 많으나 여기서는 모두 다 들 수 없어 제외한다. 앞에 든 예들은 인체의 생물학적 진화와 돌연변이 과정에서의 부산물일 것으로 생각된다. 그러나 때로 없어도 될 것이 남아서 오히려 안 생길 질병을 만들 때는 손해 보는 느낌이다.

중학교 때 교장 선생님이 이렇게 훈시를 하셨다. "세상에는 꼭 필요한 사람, 있어도 좋고 없어도 좋은 사람, 없으면 좋을 사람들이 있다. 여러분은 나중에 어떤 사람이 되어 있을지 잘 생각하면서 살아야 한다." 이 말을 나는 평생 좌우명으로 삼고 살았다. 인체의 신비로움에서 또 하나 교훈을 얻는다.

안와, 안구

생선구이의 맛을 보면 등살 부분과 내장을 포함한 뱃살 부분이 맛이 전혀 다르듯이 눈알은 또 전혀 다른 맛이다. 어두육미라지만 요즘은 고등어든 조기든 머리 부분을 바드득 씹어 먹는 미식가가 많지 않다. 더욱이 눈알만 빼어 먹는 사람은 거의 없다. 언젠가 참치 집에 갔더니 참치 눈 요리를 내어왔다. 한 개의 크기가 애기 주먹만 하다. 거의 남길 것 없이 먹는데, 그 맛은 어릴 때 먹어본 생선 눈알 맛 그대로였다. 맛으로 이야기를 시작하여 좀 안 됐지만 눈이 그만큼 다르다는 것을 말하려는 것이다.

눈의 기능은 보는 것이다. 보는 것은 빛을 인식하고 눈에 들어온 상을 뇌에 전달하여 분별하고 판단하는 것까지를 말한다. 즉 눈은 보고(視) 뇌에서 알아차린다(見). 보는 역할을 하는 것이 망막(retina)이다. 안구의 앞을 북극, 뒤를 남극이라고 한다면, 적도의 뒤쪽 반에 망막세포가 그물망처럼 빈틈없이 깔려 있다. 그래서 망막(網膜)이다.

　망막에 맺힌 상은 망막세포 하나하나가 인식하여 이를 전기 신호로 바꾸고 그 뒤에 연결되어 있는 시신경으로 전달하면 전기 신호가 뇌로 간다. 요즘의 디지털 카메라와 똑같다. 말하자면 망막세포 하나가 디지털 카메라의 픽셀(화소) 하나와 같은 것이다.

　그러면 해상도는 어떻게 되는가? 망막세포의 크기와 숫자는 사람마다 거의 같으므로 사람 사이에 해상도의 차이는 있을 수 없다. 망막세포, 즉 픽셀 총 숫자로 사람이 인식하는 범위 내에서 완벽한 해상도를 만들고 있으니 문제가 없다. 더 세밀히 보기 위해 해상도를 높이려고 망막세포의 숫자가 더 많이 필요한 것은 아니라는 말이다.

　다음은 굴절이다. 빛이 망막에서 가장 또렷한 상을 만들기 위해 안구 북극 쪽에 있는 렌즈(수정체)가 작용한다. 안구의 직경은 약 2cm이므로 수정체의 볼록렌즈 두께는 2cm 뒤의 망막에 상을 맺는 거리에 맞게 정해진다. 수정체의 두께를 일정하게 유지하도록 하고 수정체가 눈의 한가운데 있도록 주위 360도 방향으로 잡아 주는 인대가 있는데 이를 모양체라 한다. 나이가 많아지면 모양체의 힘이 줄어 단단히 조여 주지 못하면 노안이 온다.

　수정체 앞에 조리개 역할을 하는 홍체(虹體, iris)가 있다. 홍체는 들어오는 빛의 밝기를 조절하고 맺히는 상의 정확도에도 관계한다. 카메라에서 조리개를 넓히면 셔터 스피드를 줄여 빛의 양을 조절하고 그 대신 초점 심도는 얕아지는 것과 같은 원리이다. 즉 어두운 극장에 들어가면 홍체가 최대한 벌어지고 밝은 곳에 나오면 좁혀진다.

　홍체와 수정체 사이의 공간을 동공(瞳孔, pupil, 눈동자)이라고 한다. 맞은편 사람이 볼 때 홍체가 벌어져 있는 공간을 눈동자라고 한다. 홍체의 넓힘과 조임은 불수의적(involuntary)으로 조절된다. 의식적으로 할 수 없다는 말이다. 외상으로 뇌를 다치거나 전신 신체 상태가 나빠져 정신을 놓은 사람에게 의사가 플래시의 밝은 불을 눈에 비춰 보는 것을 동공반응(pupillary reflex) 검사라고 한다. 빛을 주는데도 동공이 수축되는 반응이 없으면 거의 사망한 것으로 판단한다.

동공, 즉 눈동자의 색깔은 멜라닌 색소 침착이 얼마나 있느냐와 관계된다. 동양인은 적당히 있어 갈색(완전히 검은색의 눈동자는 없다)을 띤다. 서양인은 색소가 적어 푸른색을 보인다. 그래서 서양인은 햇빛에 노출되면 동양인보다 눈부심을 훨씬 많이 느낀다. 그래서 선글라스를 쓰는 것이다.

그 모든 구조의 제일 앞부분은 각막(角膜, cornea)이 덮고 있다. 카메라의 필터와 같다. 수정체를 보호하는 장치이다. 물론 굴절을 좌우하는 부분은 아니다. 그러나 외상으로 표면에 굴곡이 생긴다든지 하면 처음 들어가는 빛이 휘어져 버려 망막에 상이 찌그러져 맺힌다. 가장 밖에서 외계와 접촉하여 존재하므로 여러 가지 손상을 많이 입는다. 그밖에는 상하 눈꺼풀이 있지만 항상 눈을 뜨고 있으므로 완벽한 보호 장치는 아니다.

각막 손상으로 눈이 안 보이는 사람에게 성한 눈의 각막을 옮겨 주는 것이 각막 이식이다. 따라서 이식 받는 사람의 눈은 그 후방, 즉 최소한 망막은 온전해야 이식 후 시력을 찾을 수 있다. 수정체는 빛이 통과하는 조직이므로 항상 맑고 투명해야 한다. 노인에게서 당뇨병 합병증으로, 또는 방사선 피폭으로 수정체 혼탁이 생긴 것을 백내장이라고 한다. 백내장이 생기면 수정체를 제거하고 인공 수정체를 대신 넣어 간단히 정상 시력을 회복할 수 있다. 라식 수술은 근시에서 각막을 얇게 긁어내어 굴절의 변동을 줌으로써 시력이 나아지도록 하는 것이다. 노안도 비슷한 수술로 성공하는 경우가 있다.

눈 전체로 볼 때, 안구는 일정한 압력을 가지고 팽팽한 채로 있어야 한다. 각막에서 망막까지 일정한 거리가 유지되어야만 보는 데 이상이 없기 때문이다. 그 압력은 안구 속을 채우고 있는 물(방수 房水)에 의해 유지된다. 이를 초자체라 한다. 방수는 모양체에서 만들어지고, 각막과 홍체가 만나는 장소의 하수도(우각이라 함)로 빠져나가면서 일정한 안압을 형성한다. 빠져나가지 못하여 안압이 올라가면 녹내장이 된다. 녹내장은 실명의 원인이 되므로 나빠지기 전에 철저히 치료해야 한다.

후방 망막 바깥은 맥락막(脈絡膜, choroid)으로서 혈관막이며 안구에 영양을 공급한다. 그 모든 것을 둘러싸고 있는 외피를 공막(鞏膜, sclera)이라고 한다. 공막은 앞에서 보면 눈의 흰자에 해당한다. 맥락막에는 안구 흑색종이라는 암이 잘 생기고, 어린이의 망막에는 망막아 세포종(retinoblastoma)이라는 선천성 안구암이 잘 생긴다.

다시 망막으로 돌아가 보자. 상이 망막 앞에서 맺히면 근시로서 오목렌즈로 교정해야 한다. 망막 뒤에서 상이 맺히는 것은 원시이며, 수정체와 모양체가 늙어 탄력을 잃으면 충분히 두꺼워지지 않아 원시와 같게 된다. 이것은 볼록렌즈로 교정한다. 상을 인식하는 망막의 시세포에는 원추세포와 막대세포가 있다. 원추세포는 세 가지 형이 있는데, 각 형의 원추세포는 적, 록, 청 세 가지 색의 광선에 각각 감수성을 가진다. 그래서 보는 물체가 가진 색에서 적, 록, 청의 양에 따라 반응하여 색을 감지하게 된다. 원추세포에 이상이 오면 색약, 색맹 등이 된다.

사물을 입체적으로 파악하는 것은 안구가 두 개이기 때문이다. 두 눈에 맺힌 상을 뇌가 받아들여 합성함으로써 입체감을 느끼게 된다. 3D 영화가 두 개의 카메라로 동시 촬영하여 입체 효과를 갖는 것과 같다. 시신경의 구조는 좀더 복잡하다. 망막에 분포한 시신경을 내측과 외측으로 나누면, 오른쪽 눈의 외측 시신경과 왼쪽 눈의 내측 시신경이 오른쪽 뇌 시신경 중추로, 오른쪽 눈의 내측 시신경과 왼쪽 눈의 외측 시신경은 왼쪽 뇌 시신경 중추로 간다. 시신경 중추는 대뇌 후두엽 맨 뒤 내측에 좌우 대칭으로 있다.

망막에서 시신경이 모여 시신경 다발이 되는데, 뒤로 뇌를 향하여 가는 곳을 시신경 원판(optic disk)이라고 하며, 망막의 중앙에서 약간 바깥쪽에 있다. 망막의 원의 한가운데에 해당되는 곳은 황반(黃斑, macula)이라고 한다. 이곳에는 시신경 원추세포가 밀집해 있고 주변부로 갈수록 희박해진다. 즉 색을 가장 정확하고 선명하게 판단하는 곳이다. 노인들의 경우 황반 조직의 변성이 생겨 황반 변성(macular degeneration)이라는, 시력을 잃는 질병이 생긴다. 이 병은 한번 생기면 치료가 어렵다.

눈알을 돌리는 일은 안구 주위의 외안근이 한다. 안구의 위, 아래, 안쪽, 바깥에 네 개가 있어 각각 상, 하, 내, 외직근(直筋, rectus muscle)이라고 한다. 왼쪽을 볼 때는 오른쪽 눈의 내직근과 왼쪽 눈의 외직근이 수축하는 식이다. 그래서 모든 방향으로 동시에 움직여서 본다. 안구암이나 코에 생긴 암이 위로 뚫고 올라와 근육을 못 쓰게 만들면 그쪽 눈이 잘 안 돌아가는데, 그렇게 되면 복시(複視, 두 개로 보이는 것)가 생긴다.

두개골에서 눈이 들어 있는 공간을 안와(眼窩 orbit))라고 한다. 안와의 장기 중 추가할 것은 눈물기관이다. 눈물을 만들어 내는 곳은 눈물샘으로서 눈의 위쪽, 바깥쪽 눈꺼풀 밑에 있다. 눈물은 눈의 외피(공막)를 덮어서 윤활과 눈을 보호하는 역할을 한다. 눈물은 안쪽 코와 만나는 곳의 눈물주머니(lacrimal sac)로 들어간 후 코 속으로 난 터널을 따라 코로 흐른다. 그래서 울 때 눈물, 콧물이 같이 흐르는 것이다. 노년이 되면 눈물을 잘 만들지 못해 눈이 뻑뻑해진다. 이때 코로 흐르는 누관에 마개를 끼워 막아주면 눈물이 덜 마르게 할 수 있다.

북극에서 촬영한 다큐멘터리를 보았더니 예상 못 한 장면이 나왔다. 에스키모는 채소를 먹을 수 없기 때문에 비타민 같은 영양소를 섭취하기 위하여 바다코끼리나 해표 등을 사냥한 후 생 살코기를 잘라 먹는데, 특히 제일 먼저 눈알을 빼먹는다. 그 다음이 간이다. 옛날 어머니들은 생선 눈알을 먹으면 눈이 밝아진다고 아이들에게 먹이곤 했다. 간유는 그런 원리로 눈을 건강하게 하기 위하여 만든 상품이다.

맛있는 눈의 이야기이다.

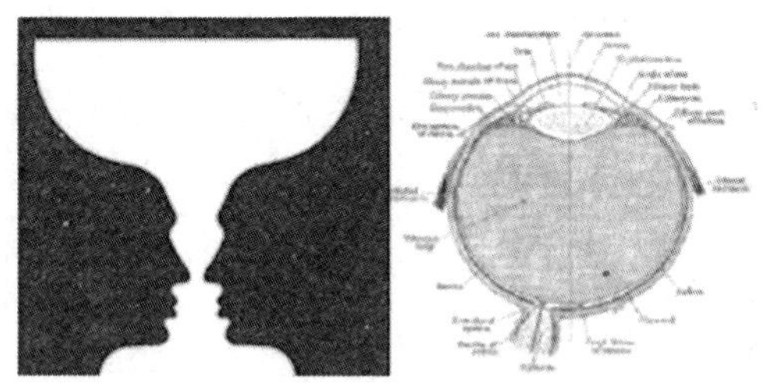

프로이트의 정신분석

프로이트는 정신의 건강함을 유지하지 못해 이상이 생기는 정신의 질병에 대하여 원인을 분석하고 정신 병리학적인 해석을 현대적인 개념으로 제시한 최초의 사람이다. 그 틀을 이루는 중요한 두 개의 요소는 꿈의 해석과 리비도 학설이다. 인간의 정신 활동의 생리적 현상을 파악하고 이를 통해 정신 질환을 분석하여 치료에 활용하는 방법론을 인류 최초로 발견한 것이다.

리비도(Libido)는 성욕이나 성적 충동으로도 표현되지만, 인간의 모든 행동의 숨은 동기가 되는 본능적 활동력과 욕망이라는 뜻으로서, 한 마디로 말하면 정신 활동의 에너지이다. 인간의 고도화된 문화 활동이 단지 성적인 욕망의 힘에 좌우된다는 허탈감을 주었다는 비판도 있지만, 프로이트가 처음으로 제시했을 때 사람의 정신 건강에 대한 이보다 더 적절한 과학적 해석이 없었다.

인간의 성에 대한 관념에는 단순한 성욕, 즉 이성과의 접촉에 대한 욕구가 아닌, 태어날 때부터 있는 본능적 욕망이 작용하고 있는데, 이것을 리비도라고 규정했다. 어릴 때는 없던 성 본능이 사춘기에 갑자기 불쑥 나타나는 것이 아니라, 태어나서 구순기(口脣期), 항문기(肛門期)를 통해 발달하다가 5세 정도에서 절정에 이른 후 억압되어 잠재기에 이르고, 사춘기에 다시 성욕이 되어 나타난다. 그동안 리비도는 계속 충족되어 가며, 충족되지 않을 때는 불안으로 나타난다.

리비도는 어떤 대상 속에 축적되기도 하는데 우정, 부자간의 정, 연애 같은 것이 그것이다. 리비도의 에너지가 밖으로 나가지 않고 자아(自我)에 축적되면 나르시시즘이 되고, 자신의 건강 상태에 집착하는 심기증(心氣症 hypochondria)이 되기도 한다. 리비도가 과도하게 억압되면 발달이 중지되어 이상 성욕이나 히스테리 같은 신경증이 된다.

히스테리(hysterie)는 정신 활동의 이상이 신체적 증상으로 나타나는 것을 말한다. 자궁의 그리스어인 hystera를 그 어원으로 하는 이 증세는 옛날부터 여자에게 많은 증상이라는 이유로 이런 이름을 붙였다. 그 후 프로이트가 정신 질환으로 분류하여 그 치료 방법을 제시함으로써 현대적 의미로 자리 잡았다. 심적인 갈등의 해결을 위해 실어증, 팔다리의 마비, 수의운동과 지각의 장애, 기타 여러 가지 신체기관 기능의 장애 등을 일으켜서 벗어나려 하는 현상을 말한다.

사람의 정신 활동에 관계하는 것은 뇌의 뉴런(neuron 신경전달 단위)과 인식 능력이다. 뉴런은 해부학적 구조이며 인식은 정신 기능인데, 이 둘의 상호작용 관계는 밝혀져 있지 않다. 인식을 좌우하는 것 중에서 가장 원천적인 것을 이드(Id)라고 한다. 일종의 본능적인 정신 활동이다. 이드는 태어날 때부터 만들어진 것으로 어린아이가 쾌락의 원칙에 따라 움직이는 본능적 충동 같은 것이다. 자아(Ego)는 의식적인 정신 상태이며 현실세계를 지각하고 자신에게 유리한 방향으로 행동하도록 이끈다. 초자아(Super-ego)는 특별한 정신 기능으로서 어릴 때부터 배워오며 경험으로 축적한 도덕적 규범인 양심을 말한다. 이것이 정신의 세 가지 구조이다.

인간의 정신 상태는 모든 것을 판별하는 의식 상태가 있는 반면에 무의식이라는 것이 또한 있다. 어떤 경험이나 기억을 평소에는 의식하고 있지 못하다가, 어떤 경우가 되면 필요에 따라 그 내용을 다시 떠올릴 수 있다. 이것을 '전(前) 의식(preconsciousness)' 이라고 한다. 억압당하고 있던 내용이 무의식의 범주에 숨어 있다가 의식 세계로 떠오르는 일종의 잠재의식이다.

반면에 무의식은 일반적 환경에서는 의식될 수 없는 상태를 말한다. 우리의 정신 상태는 빙산과 같아서, 바다 위의 8분의 1에 해당하는 부분은 단지 일각에 불과한 의식으로 나타나고, 물속의 일곱 배나 큰 덩어리가 무의식의 형태로 잠겨 있다. 이드(Id)는 이런 무의식의 대부분을 지배하고 있다. 무의식의 욕망이나 감정은 합리적으로는 설명될 수 없는 행동을 하게 만든다. 심리적 트라우마(trauma)는 시인하고 용납하기 힘든 고통이므로 억압하여 무의식 속으로 밀어넣어 버린다.

자아(Ego)는 의식적인 것과 무의식적인 것이 함께 포함되어 있다. 초자아(Super-ego)는 마치 엄격한 부모와 같이 규율과 금지로 자아와 대립한다. 심리적 불안 요소로 부터 벗어나기 위해 형성되는 억압은 자아와 초자아 모두에게 무의식적으로 작용한다. 자아는 그래서 현실 세계의 불리한 사실들 속에서 이드(유아 때같이 마음대로 하고 싶은 본능)와 초자아(엄격한 도덕성) 사이의 상충되는 요구를 화해시켜야 하는 어려운 임무를 맡고 있다. 이것이 깨어지면 여러 가지 형태의 히스테리, 노이로제, 정신 질환 등으로 나타난다.

인간의 성격은 유아기 때부터 형성되는 본능에 좌우되는데, 그 중 중요한 본능이 성적 충동이다. 프로이트는 모든 자라나는 어린 아이들의 심리적·성적 발전단계에 대한 구체적인 이론을 만들어 냈다. 그에 의하면 성욕은 생식기에서만 비롯되는 것이 아니다. 우리 몸의 모든 부분이 쾌락에 관계하고 있다는 것이다. 태어나서부터 성생활은 시작된다. 그래서 유아기와 유년기 초반의 경험이 성인이 된 후의 성격 형성에 대단히 중요하다.

맨 처음의 유아기의 성욕은 입으로부터 형성된다. 생명을 유지하기 위해 먹는 쾌감이 작용하는 것이 아니라, 입으로 젖을 빠는 것이 성적 쾌감으로 작용한다. 따라서 젖을 먹지 않아도 손가락을 빨고 공갈젖꼭지를 빤다. 이 시기를 '구강 성애기(또는 구순기)' 라고 한다. 이 시기의 과도한 억압이나 장애는 나중에 먹는 데 집착하거나 담배를 못 끊는다든지, 입과 관련된 이상 행동으로 나타날 수 있다.

그 다음에는 배설이다. 어린아이는 대변을 자기 몸의 일부분으로 생각한다. 그래서 밖으로 내보내지 않으려 한다. 배설된 대변을 아무렇지도 않게 만지고 뭉개기도 한다. 이 시기를 '항문 성애기' 라고 한다. 이 시기에 대변을 더러운 것이라고 과도히 주의 지적을 받거나 심리적 부담을 받으면, 나중에 옷을 반지르르하게 입는다든가 머리를 포마드로 단정히 하려고 애쓴다든가 하는, 제비족 같은 외관과 행동을 하게 된다.

그 이후에는 남자아이와 여자아이 모두 남성의 성기에 대해 관심을 갖는다. 남자아이는 여자도 같은 성기가 있다고 생각한다. 여자아이는 자신에게 없는 것에 당혹하고 이른바 '남근 선망'이 일어난다. 이 시기를 '남근기'라고 한다. 남자아이는 자기 어머니에게 성적 욕망을 느끼고 아버지로부터 거세당할지도 모른다는 두려움, 즉 '오이디푸스 콤플렉스'(Oedipus complex)가 생긴다.

다섯 살 이후에는 이런 모든 성욕이 가라앉아 잠재적 시기가 오며, 사춘기 이후에 다시 나타나서 성인 형의 생식기적 성욕으로 발전한다. 프로이트는 이 시기들과 관계하여 성인의 성격 유형을 분류하기도 하였고, 이상 성욕 또는 성도착을 설명하는 데 이용하기도 하였다.

인간의 정신생활에서 리비도의 분출을 창조적이고 긍정적으로 해내면 예술가적 행위처럼 발전하는데, 이를 '승화'라고 한다. 초자아가 부모로부터 받은 규범과 도덕으로 표출되면 종교 생활 같은 것으로 발전하게 된다.

사람과 삶

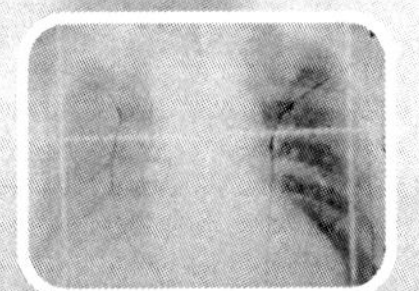
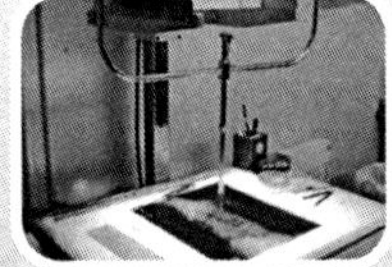
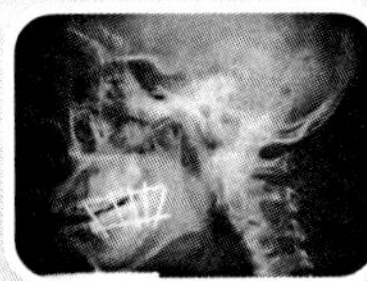

9988하게 사는 법

통영 어부

그는 태생적인 낚시꾼이었다. 그의 아버지도 젊었을 때부터 낚싯대 하나 들고 바다에 나가 살다시피 해서 그가 어릴 때는 아버지의 얼굴을 보기 힘들었다고 한다. 그는 그런 생활이 행복하지 않다고 느꼈었는데, 결국 아버지와 마찬가지로 바다에서 일생을 보내는 것은 어쩔 수 없는 본능이라 할 수밖에 없다. 처음 그도 대학을 나와서 이름 있는 재벌 회사에 입사했으나 몇 달을 다니지 못하고 그만두었다. 조직 생활에 적응할 수 없는 그의 천성 때문이었다. 그리고는 아직 젊은 나이에 그도 낚싯대 하나 들고 바다로 나간 것이다.

처음에는 매우 두려웠다 한다. 과연 고기가 잡힐까? 평생을 어부로 산다는 미래의 계획 같은 것보다도 바다와 고기잡이에 대한 경외심 때문이었다. 큰 배로 협동하여 그물로 잡는 어부 생활 역시 조직 사회이기에 하지 못하고 혼자 작은 발동선 하나에 의지하여 남의 간섭 받지 않고 다니는 방식은 '노인과 바다'를 떠올리지 않더라도 무척 고독한 작업이다. 그러니 그의 성격은 고독할 수밖에 없는 것이다.

그렇게 30여 년을 보내면서 그 나름대로 물 때와 고기의 습성, 좋은 포인트들을 파악하고 고기잡이에 있어 신비로운 독특한 경지를 구축하게 되었다. 무엇보다도 그의 천성적인 감각과 두뇌로 낚시의 최상의 포인트를 발견하게 되고, 일단 장소를 찾아내면 그 자리에 굴 껍질 같은, 고기가 잘 모일 수 있는 재료들을 쏟아부어 그 나름대로의 깊은 바다 속 어장을 만들어 놓는다. 이 장소들은 아무도 모른다. 그래서 그가 올린 고기는 마리 수로 따지는 것들이 아니라, 남들이 잡기 힘든 대어들이었다.

그 장소의 비밀을 알아내려고 사람들이 몰래 그의 뒤를 따라다닌 적이 한두 번이 아니었다.

그는 고기를 잡으러 가지 않는다. 그에게 많이 잡아오라는 인사를 하면 혼을 낸다. 고기를 잡으러 가는 것이 아니라 고기가 자신에게 와준다는 것이다. 그래서 대어를 목표한 정도만 낚으면 거두어들이고 돌아온다. 실제 돔(도미) 중에서도 최고라는 감성돔을 잡으면 보통 3~4kg짜리를 낚아, 몇 마리를 십 여 만원에 넘긴 후 오늘 일당이 되었다면서 쉰다.

그 날은 물 때가 농어 철의 초입이라서 농어가 아직 좀 어리긴 하지만, 운 좋으면 1m짜리도 낚을 수 있고 한창때는 1.2m짜리도 수두룩하다 하여 긴가민가하고 따라 나섰다. 먼 바다여서 추우려니 하고 저녁 4시 무렵부터 단단히 준비하여 5시 반에 출어했다. 배는 한 사람 용이라 모터 소리는 튼튼해 보이나 두 사람이 더 타니 꽉 찰 정도로 작다.

그런데 배가 먼 바다로 가는 것이 아니라 땅의 물가를 따라간다. 점점 더 만(灣) 속으로 깊숙이 들어가서는 반경 1km 정도의 조그맣고 동그란 만으로 된 포구의 중심에서 선다. 여기는 굴 양식장으로 굴이 주렁주렁 매달린 밧줄이 바둑판처럼 수천 개 드리워져 있는 바다 농장의 한복판이다. 그리고 바닷가 집의 개 짖는 소리가 바로 들릴 정도로 해안에 가까운 곳이다. 여기서 그 큰 고기를 잡는다는 말인가? 수심이 얼마냐고 물었더니 7m란다.

그의 말은 큰 고기라고 꼭 깊은 바다에 갈 필요는 없다는 것이다. 지켜보란 듯이 낚시 두 개는 이물에, 둘은 선복 양쪽에, 둘은 고물에, 모두 여섯 개를 설치한다. 밤낚시이므로 낚싯대 끝에 방울을 달고, 그 옆에 야광찌를 꽂아 놓았다. 고기가 크고 힘이 세므로 낚시를 물고 도망을 못 가게 1kg 무게의 추 두 개를 달았다. 이제 어두워지기 시작하는데, 7시 반이면 이물 쪽에서부터 물 것이며 한 시간 내로 끝난다는 것이다. 그 후 밤 시간은 고기도 잠을 자니 우리도 자고, 고기가 아침 먹는 5시 경에 다시 한 시간 하고 돌아가잔다. 동해안에서 아침 10시에 나가 두 시간 담그면 손바닥만 한 가자미가 수십 마리씩 올라왔던 때와는 차원이 매우 다르다.

"새우로 안 되는 고기가 없어요."

그가 잡는 모든 고기는 미끼로 모두 새우만 쓴다. 그가 미끼 용 새우를 잡는 곳도 정해져 있다. 고기에 따라 남극에서 오는 크릴새우도 쓴다. 이번 농어잡이에는 근해에서 그물로 잡은 손가락 두 마디만 한 산 새우를 쓴다.

정말 7시 15분에 이물 쪽 낚싯대 하나가 방울소리와 함께 부르르 떤다. 여기는 수심이 낮아 바로 끌어올려야 하니 엄청난 어깨 힘이 필요하다. 바로 옆에 칼날과 같은 굴 껍질이 뭉치로 매달려 있어 낚시 줄이 조금만 비껴가도 사정없이 잘려 버리니 수직으로 바짝 잡아당겨야 한다. 뜰채로 올리니 75cm는 된다. 그런데도 그는 '그 놈이 아직 새끼군' 한다.

캐나다 밴쿠버에서 연어 낚시를 할 때 60cm짜리 정도를 잡는데, 낚시 문 놈을 당겼다 풀어 주었다 하며 배 안을 몇 바퀴 돌고 30분 이상이나 실랑이를 벌인 끝에 선장의 도움으로 겨우 끌어 올렸던 생각을 하면, 이 놈은 황소만 하게 느껴지는데 새끼라니. 그러면 1m 크기면 얼마나 크고 무거울까. 그런데 수심 7m에, 옆에 있는 칼날 같은 굴 껍질 때문에 순식간에 끌어 올리고 끝내어 버리니 낚시의 손맛이란 것은 없다.

두 번째 놈도 이물 쪽 두 번째 낚시에서 7시 40분경에 물었는데, 조금 작아 60cm 정도이다. 캐나다 연어 낚시를 빼고는 20cm 이상의 고기를 낚아보지 못했던 나로서는 아직도 경악스럽게 큰 놈이다. 어째서 이물에서부터 무는 것을 알고 있는가 하고 내가 묻자, 그는 바다 아래 물이 그런 방향으로 흐른다고 한다. 그리고 바닥은 펄이며, 그 위에 수초가 덮여 산란을 위해 오는 것 같다고 한다. 원래 농어는 회유성이 아니라 아무

데서나 산란을 한다고 한다. 물과 고기의 상태를 훤히 들여다보고 있다. 그런데 8시가 넘으니 그는 바다를 쳐다보지도 않는다. 밤 동안은 배 갑판에서 웅크리고 잤다. 아침 시간에는 물이 차가워서 실패하고 6시 반쯤 모두 거두어들이고 돌아왔다.

그의 비밀어장은 그리 멀리 나가지 않는 근해에 산재해 있다. 고기를 휘몰아 잡아 올리는 것이 아니라, 고기를 키우고 돌보아 주는 듯하다. 그러면 필요한 만큼의 고기가 '찾아오는' 것이다. 마치 동해 용왕님과 교류하고 있는 것 같다. 어느 날 날씨도 좋지 않고 지쳐서 그는 가까운 만(灣) 안으로 들어가 배를 묶어 놓고 밤을 보내기로 했다. 잠을 청하기 전 이 얕은 물에 무슨 고기가 있을까 하고 그냥 낚싯대를 무심코 설치해 두었다. 한밤중에 낚싯대가 요동쳐서 끌어올려 보았더니 1m 크기의 농어가 올라오더라는 것이었다. 그곳이 바로 이 자리다. 이 자리는 아무도 모른다. 심지어 저기 보이는 개 짖는 집 사람도 자기 집 앞에서 이런 고기를 낚아 올리리라고는 상상을 못 한다고 한다. 그래서 그는 통영 제일의 어부가 되었다.

내려놓은 두 마리의 농어는 전체적으로 회색빛 바탕에 금빛 찬란한 비늘을 가지고 있고, 미끈한 유선형 몸매로 5~6kg은 되어 보였다. 회는 살이 단단하고 졸깃졸깃하여 육류 고기를 씹는 맛처럼 탄력 있고 고소하다. 회를 뜬 나머지는 찌개를 끓이지 않고 푹 고아 내었다. 이런 영물은 양념하는 매운탕을 하면 안 된다고 했다. 곤 국물은 기름이 노릇노릇 뜨는 것이 몸보신 감이다. "농어는 여름철 여자에게 좋아요. 고아서 마시면 여름을 잘 난다고 해요." 그가 큰 농어를 골라잡는 목적인가 보다.

오농육숭, 즉 5월엔 농어요 6월엔 숭어라고 한다. 푸르스름한 빛을 띠며 쫄깃쫄깃한 육질을 자랑하는 농어회는 봄철 입맛 회복에 제격이다. 『본초연의(本草衍義)』에 농어는 '간과 신장을 이롭게 한다' 고 기록되어

있다. 『동의보감(東醫寶鑑)』에는 '농어는 성질이 고르고 맛이 달며 독이
약간 있고 오장을 보한다. 근골을 튼튼하게 해주고 부작용이 없다' 라고
기록되어 있다. 농어 쓸개도 바다의 웅담으로 불린다. 농가에서 농어 쓸
개를 처마 밑에 매달아 놓고 복통 상비약으로 쓰곤 했다.

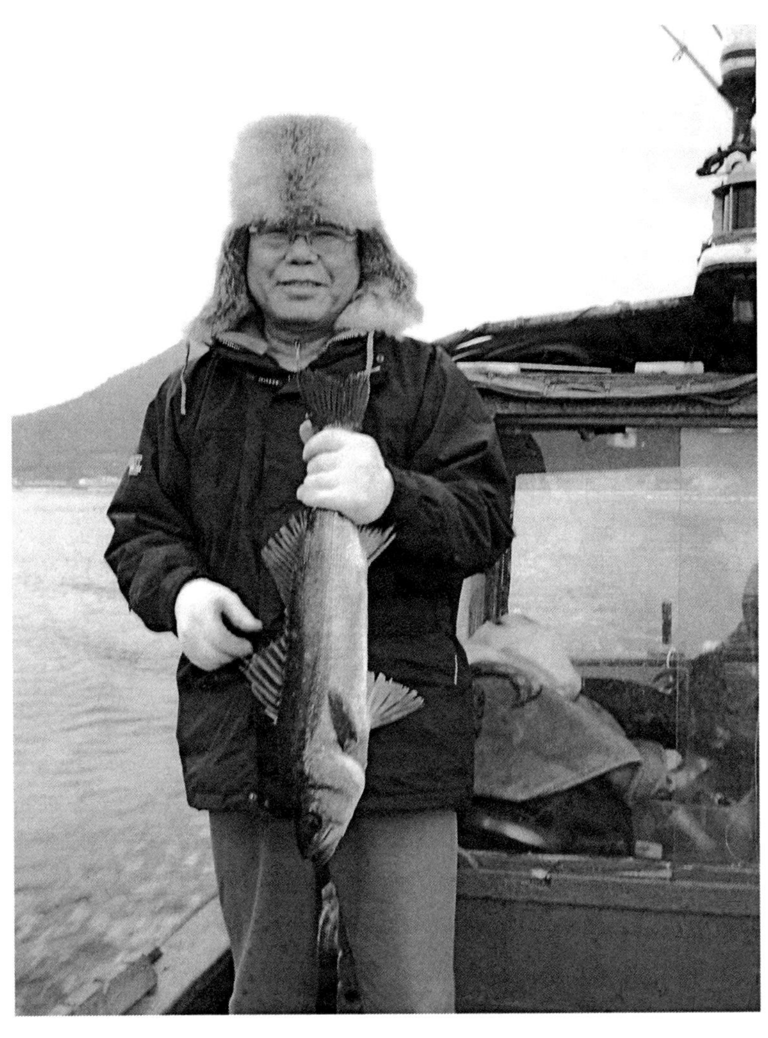

장애인 2제(題)

1950년대 후반 유럽에서의 일이다. 독일의 한 제약회사가 임산부의 입덧 방지용으로 탈리도마이드(Thalidomide)를 개발하여 1957년 8월부터 판매를 시작했다. 비교적 효과적이었기 때문에 곧 50여 개 나라에서 사용되었다. 그 후 이 약을 복용한 임산부들이 출산을 하게 된 1960년부터 1961년 사이에 흉측한 모습의 기형아를 출산하는 일이 생기면서 위험성이 드러나 판매가 중지되었다. 그러나 이미 복용한 임산부들의 탈리도마이드에 의한 기형아 출산은 전 세계 46개국에서 1만 명이 넘었다. 특히 유럽에서만도 8천 명이 넘었다. 이 때문에 탈리도마이드는 의약품의 부작용에 대한 가장 비극적인 사례로 기록되었다.

처음에는 각종 동물 실험에서 부작용이 거의 드러나지 않았기 때문에 '부작용 없는 기적의 약'으로 광고되었다. 그러나 동물 실험 과정에서 새끼를 밴 동물에 대해 실험을 시행하는 경우가 거의 없었기 때문에 이런 부작용을 발견하지 못한 것이라고 한다. 아무튼 탈리도마이드 복용에 의한 기형아를 '탈리도마이드 베이비'라고 하며, 이 일은 엄청난 사회적 반향을 일으켰다. 이 기형은 몸통과 두뇌는 멀쩡한데 양 팔, 양 다리가 자라지 못해 몸을 잘 움직이지 못한다. 지금 살아 있는 아이들은 나이가 50이 되었다.

슈베르트의 〈겨울 나그네〉는 고전 음악에 관심이 없는 사람도 〈보리수〉라는 노래를 통해 쉽게 기억할 것이다. 바리톤이 부르는 성악곡 중 가장 아름답고 고전적인 이 가곡은 독일 가곡의 최고봉이다. 따라서 누가 어떻게 부르느냐는 것이 시대적 관심거리이다. 2차대전 후 지금까지 가장 잘 불렀던 사람은 디트리히 피셔 디스카우(Dietrich Fischer-Diekau)라는 독일 성악가이다. 그는 가곡, 오페라, 오라토리오 등 모든 성악곡에서 금세기 최고의 위치에 있다. 1925년생이니 이미 85세가 다 되었다.

최근에 성악계를 깜짝 놀라게 하며 지금 세대에서 슈베르트의 〈겨울 나그네〉를 가장 잘 부른다고 인정받고 있는 바리톤이 있다. 역시 독일 사람인 토마스 크바스토프(Thomas Quasthoff)이다. 그는 피셔 디스카우를 능가한다는 평을 받고 있는 위대한 바리톤이다. 음반도 오페라 아리아, 가곡, 성곡(聖曲) 등 여러 개가 발매되고 있고 판매량도 급증한다.

그런데 그가 탈리도마이드 베이비이다! 그의 DVD 음반을 보면 그 긴 곡을 연주하는 동안 바로 서 있기도 힘들어서, 뒤에 의자를 놓고 등을 기대고 서 있다. 머리와 몸통은 보통사람이며 오히려 평균치보다 커 보인다. 그런데 양 팔과 손은 한살 어린 아기 같고 잘 펴지지도 않는다. 그런 손을 곡의 감정의 선율을 따라 벌리기도 하고 오므리기도 한다. 음악 못지않게 그 모습이 처연한 감동을 준다. 보고 있으면 음악적 감동보다 눈물이 먼저 앞선다.

그는 1959년에 태어났으니 50세다! 팔다리가 정상적으로 자라지 못해 손가락은 양쪽 합쳐 7개뿐이고, 키는 1m 32cm이다. 그래서 ‘세계에서 가장 작은 성악가’로 통한다. 처음 하노버 음대에 가고 싶었으나 피아노를 칠 수 없어 입학을 거부당했다. 그래서 법대를 졸업하고 다양한 직업으로 생계를 꾸렸다. 1988년 국제음악 콩쿠르에서 입상하여 성악가의 길을 걷기 시작했다. 그동안 음반 상인 그래미상을 두 번 수상하고 정명훈, 아바도, 래틀, 메타 등과 명성이 높은 공연장에서 공연했다. 그는 연간 80회의 공연 기록을 가지고 있으며, 음악대학 교수로 있다. 재즈도 좋아하여 크로스 오버 연주도 잘한다.

그러나 무엇보다도 중요한 것은 오페라에 직접 출연하여 호평을 받고 있다는 사실이다! 그는 '노래 잘하는 장애인(handicapped person who can sing)'이 아닌 '몸이 불편한 예술가(artist with physical disability)'로 소개된다.

강영우(姜永祐) 박사는 65번째 생일인 2009년 1월 16일, 7년 동안 재직한 미국 백악관 국가장애위원회 정책 차관보에서 물러나면서 감격스러워했다. 그의 차남인 진영(Christopher Kang) 씨가 오바마 정권의 입법 특별 보좌관에 임명되어 백악관 무대에 등장하게 된 날이기도 하기 때문이다. 한국계 부자(父子)가 공화당과 민주당 정부에서 연속으로 백악관 고위직에 오르는 기념비를 세웠다. 그런데 강영우 박사는 시각 장애인이다. 강 박사는 가난과 장애의 벽을 딛고 미국 주류 사회에서 성공한 한인 1세대다. 어린 시절 축구공에 맞아 두 눈이 실명되었다.

1972년 연세대를 졸업하고 도미, 피츠버그 대학교에서 석, 박사 학위를 받았다. 그 후 대학교수, 주 정부 특수교육 국장, 유엔 세계장애위원회 부의장 등을 거쳐 백악관 국가장애위원회 차관보를 맡게 되면서 5,400만 미국 장애인들의 인권과 복지 향상을 위해 많은 일을 하였다. 그 공로로 수많은 권위 있는 상들을 수상하기도 했다. 그리하여 아버지 부시와 아들 부시 모두에게 발탁되어 고위직에서 중요한 일들을 했다. 백악관을 나온 후에도 장애인과 교육기관들의 고문 및 초청강연 등으로 국제적인 명성을 쌓고 있다.

그에게는 두 아들이 있는데 큰아들 진석 씨는 하버드 의대 졸업 후 안과 전문의로, 며느리는 부인과 전문의로 활동 중이다. 두 사람은 시카고 지역에서 톱 닥터스 상을 받는 등 사회활동의 꽃을 피우고 있다. 차남 진영 씨는 로스쿨을 졸업하고 박사 학위와 변호사 자격증을 취득한 후 연방 상원 등 정치 분야에서 활동 중이다. 그의 활약을 오바마 대통령이 대학교수 시절부터 인정하여 대통령이 된 후에 법률 보좌관으로 발탁한 것이다. 최근에는 흑인으로 미국 최초의 시각 장애인 주지사가 된 패터슨 뉴욕 주지사와 오바마 대통령, 아버지 강영우 박사 간의 회동을 주선하여 장애인 정책에 대한 심도 있는 논의를 하는 기회를 갖게 하기도 했다.

강 박사는 두 아들이 미국 주류 사회로 진입한 것은 물론 미국의 젊은 리더로 커나가게 된 것은 "어렸을 때부터 인생의 비전과 목표를 세우도록 했고, 긍정적인 태도를 갖도록 노력한 것" 때문이라고 말한다.

장남은 어릴 때 "우리 아빠는 다른 친구 아빠들처럼 야구도 못 하고 자전거 타는 법도 가르쳐 주지 않는다"고 불평했다. 그때 "네가 의사가 되어 아빠 눈을 한번 고쳐 보아라" 하고 설득했다고 한다. 그리고 "아빠는 앞을 못 보지만 눈뜬 엄마보다 잘하는 게 있지. 밤에 불을 끄고 동화책을 읽어줄 수 있잖아." 아들은 그때 아빠가 어둠 속에서 읽어준 동화에서 수많은 상상의 나래를 폈고 인생의 진리를 배우게 되었음을 훗날 대학 진학 때의 논술로 작성, 제출했다. 그로 인해 학과 성적이 부족한데도 하버드 의대 교수들을 감동시켜 입학할 수 있었다고 한다.

차남은 열두 살인 초등학교 때 과제로 내준 자서전 집필을 계기로 인생의 목표를 세웠다고 한다. 과제는 '65세에 은퇴한다고 가정하고 인생을 되돌아보는 목표를 쓰라' 였다. 자기가 알지도 못하는 50년 인생을 만들어 내기 위해 도서관으로 열심히 다니며 처음 설정한 것이 직업의 최종 목표를 세우는 것임을 깨닫고 연방 대법관을 선택하였다. 그래서 그 목표에 달성하기 위한 과정을 그리다 보니 인생의 비전과 목표가 뚜렷해졌다고 한다. 결국 그는 그 목표가 실행되는 데 한 걸음 앞까지 와 있는 것이다.

강 박사의 부인은 강 박사가 서울맹아학교에 다닐 때 대학생 걸스카우트 단원으로 시각 장애인을 위한 자원봉사 활동에 갔다가 강 박사를 만나 평생의 반려자가 되었다. 그녀는 헌신적인 사랑과 내조로 강 박사의 공부를 돕고 아이들을 훌륭히 키웠다. 미국에서는 시각 장애인 학교 교사를 하였고 퇴임 후에도 장애인에 대한 봉사활동으로 미국 주류사회에서 활약하고 있다.

너무나 아름다운 감동적인 두 이야기가 있어 매스컴으로부터 간추려 보았다.

돌배 선생님

오페라는 음악적으로나 구성 면에서 수준이 너무 높아 대중적 접근에 한계가 있다. 그래서 뮤지컬이 등장하여 흥행 위주의 음악 공연으로 그 자리가 바뀌었다. 뮤지컬은 극장에서 하는 공연으로는 오페라와 다를 바 없지만, 대사가 있고 화려한 춤과 노래로 흥을 돋운다. 그런 한편 할리우드 영화 산업이 커지면서 음악 영화라는 장르가 나왔다.

음악 영화는 영화로서의 줄거리가 있고 장면 장면을 강조하는 아름다운 음악과 필요에 따라 화려한 춤이 서로 어우러지는 영화이다. 정확하게는, 시나리오부터 한 편의 영화가 음악 영화로 창작된 것을 말하지만, 예전에 히트한 뮤지컬을 재구성하여 만들거나 오페라를 각색하여 만든 것도 음악 영화에 들어간다. 나아가 아예 뮤지컬이나 오페라 공연을 기록하듯 촬영한 것을 극장에서 상영하기도 한다.

우리의 고등학교 시절은 이런 시대적 배경이 있었다. 그래서 학교에서 단체 관람을 시켜주는 것은 이런 교육적 효과가 높은 음악 영화 또는 전쟁 영화들이었다. 그때 상연된 음악 영화는 빠지지 않고 보았다. 그 중에 하나가 〈물망초〉이다. 최근까지 나는 이 영화를 누가 감독하고 음악은 누가 만들었는지 모르고 있었지만, 남우 주연이 독일의 테너 가수 페루쵸 탈리아비니(Ferruccio Tagliavini)였음은 기억한다. 그는 마리오 란자(미국), 베르나르모 질리(이태리)와 동년배 나이로서, 그 시절의 3대 테너 가수로 한 시대를 풍미했다.

이번에 인터넷으로 검색해 찾은 내용을 적어 본다. 영화 〈물망초〉는 1959년에 만들어진 이태리 영화로서, 그 속에 나오는 "물망초" 노래는 쿠르티스(Ernesto de Curtis)라는 이태리 가곡 작곡가가 작곡했다. 영화의 줄거리는 지금은 생각 안 나지만, 백미인 테너 곡 "물망초"를 탈리아비니가 독일어로 부르던 장면은 생생히 기억난다. 이 노래는 영화에서 처음 만들어졌는지 그 전에 작곡되었는지 모르지만, 이 영화 이후 많은 테너들에 의해 불리고 있다. 보통은 이태리어로 부르며 제목은 'Non ti scordar di me'이다. 그런데 이 노래는 나와 평생의 운명적 관계가 있다.

고등학교 2학년 때가 아닌가 한다. 〈물망초〉 영화를 단체 관람하고 돌아온 직후였다. 영화의 감동이 아직 다 지워지지 않은 그 다음 날 독일어 수업 시간이었다. 송영각 선생님이 강의를 들어오자마자 칠판에 휘갈겨 쓰시는 독일어 시 한 편. 다 쓰신 후 돌아서면서 하시는 말씀. "어제 본 〈물망초〉 영화의 아리아 '물망초(Vergiss mein nicht)'의 가사이다. 잘 들어라" 하고 소리 내어 읽으며 해석을 들려주시는 것이었다.

그날 받아 적은 후 나는 그 노래를 완전히 외웠다. 그런데 지금까지 이 노래는 가수가 이태리어로 부르는 것은 들었지만 독일어로 부르는 것은 듣지 못했다. 영화에서는 탈리아비니가 독일인 음악선생으로 제자에게 불러주는 사랑 고백의 노래이다. 그래서 이태리 영화인데 가사가 독일어였다. 영화는 탈리아비니가 스테파노의 출현으로 빛을 점점 잃어갔듯이 잊혀지고, 그 후 어느 날 이태리 테너(아마도 프랑코 코렐리였던 듯하다)에 의해 리바이벌되면서 이태리 가사의 노래로 불리게 된 것이리라.

그러나 나는 송 선생님 덕분에 독일어 가사를 50년 가까이 화석처럼 아직도 간직하고 있다. 선생님의 독일어 수업은 우리에게 자그마한 추억의 절편을 남겨 주신 잔잔한 강의였다. 그래서 그때 배운 독일어를 조금이나마 기억하고 있는지도 모른다. 총 여덟 반 중 네 반이 송 선생님, 다른 네 반은 다른 선생님으로부터 독일어 수업을 받았는데, 다른 반 출신들 말에 의하면, "송 선생님 반 아이들은 독일어를 잘하는데 우리들은 잘못 배워 독일어 잘하는 놈이 별로 없다"고 한단다. 그래서인지 나의 박사학위 논문 자격시험의 제2외국어는 독일어였고, 무난히 학위를 받은 것을 보면 송 선생님 덕이라고 할 수밖에 없다.

그 후 나의 애창곡 1번은 독일어 "물망초"였는데, 지금까지 가사를 거의 다 외우고 있다. 아주 최근에 그 악보를 구할 수 있어서 독일어 가사를 들여다보았더니 몇 자만 틀려 수정, 보강을 마쳤다. 잊을 수 없는 것은 탈리아비니가 연기한 극장 콘서트 장면이었다. 그는 그 장면에서 오른손을 비스듬히 앞으로 내밀면서 '당신은 나의 가장 아름다운 여인이오, 나의 커다란 운명이오, 나의 사랑이오……' 하며 노래 부른다. 그래서 나도 부를 때 오른손을 비스듬히 앞으로 내밀며 부른다.

결혼을 한 후 신혼 여행지 통영 관광호텔 뒤뜰 바닷가 소나무에 반쯤 올라가서 신부인 아내에게 오른 손을 비스듬히 내밀며 이 노래를 불러 주었다. 아내는 감동 받는 듯한 얼굴이 아니었던 것 같다. 처음 듣는 노래에다 가사를 완전히 이해 못 하는 외국 노래임에는 어쩔 수 없는 것. 그러나 결혼 25주년에 다시 그 자리에 가서 다시 그 소나무 아래서 손을 비스듬히 내밀며 다시 불러 줌으로써 나의 그 장면이 완성되었다.

송 선생님을 그 다음에 만난 것은 졸업 20주년 기념행사를 위해 부산으로 단체 귀향하는 기차 안에서였다. 졸업 후 처음 뵙는 선생님. 개인적인 친분도 없었고 그래서 나를 아실 리도 없으니 의례적인 인사 외에는 그냥 같이 행사에 참석하는 것뿐이었다. 그런데 동기 친구 L군이 송 선생님을 보고는 어깨를 손으로 툭 치며, "와, 야 너 오랜 만이다"라고 했다는 후문은 역사적인 명언이 되어 버렸다. 우리와 나이 차이가 열 몇 살이었을 터. 그래서 40줄을 바라보는 우리 나이에 아직 건강한 장년의 선생님을 얼마든지 졸업 후 처음 만나는 동기생으로 착각할 수 있었다.

그 후 졸업 40주년 기념행사는 무주에서 있었다. 그때는 못 오시고 비디오를 통한 동영상 메시지를 만들어 행사장에서 상영했다. 그때의 말씀이 "김하득 교장 선생님이 청(靑)이라면 여러분들은 남(藍)으로 김하득 교장 선생님에 의해 청출어람(靑出於藍)이 되어 지금처럼 훌륭한 사람들이 되었다"라고 하셨다.

최근에는 연말에 손수 만드신 연하장을 보내 주셔서 동창회보 〈파도소리〉 신년호에 실리기도 했다. 주로 좋은 고전의 글귀를 옮겨서 해설하신 글을 펜으로 직접 쓰신 것이다. 훌륭한 선생님 아래 좋은 제자들이 나고, 선생님은 제자들을 가르쳤음에 자부심을 느끼고, 제자는 길러 주신 고마움에 모교 사랑이 우러나온다. 그래서 부산고등학교 발전위원회가 생기고 100억 원 모금을 하는데 17회가 일등을 할 것으로 믿는다. 가장 활발한 동기회의 모습을 보이고 있는 17회니까.

근래에 사모님의 건강이 안 좋으시다. 뇌종양으로 수년째 고생하고 계시다. 그래서 환자의 병환에 관해 알아보시려고 수시로 전화해 오신다. 직접 치료하여 완쾌시켜 드리지 못함이 안타깝다. 당신도 이제 연로하셨는데 사모님의 병을 수발드시느라 힘드신 가운데 아내를 사랑하는 커다란 마음이 통화 중에 음성을 타고 전해진다.

그때가 내가 유일하게 고등학교 은사님과 개인적으로 친해진 순간이다.

올해의 건강 운(運)

해마다 새해가 되면 새로운 다짐도 하고 좀더 나은 한 해가 되었으면 하는 바람도 있어 항상 긴장과 서스펜스가 있다. 연초에 아들이 인터넷으로 금년의 토정비결을 다운받아 주는데 보니, 올해에는 몸에 상처가 날 운이 들어 있다고 하여 좀 찜찜하다. 원래 나는 점이니 운수니 하는 것을 믿지도 않고 보러 가는 일도 없지만, 토정비결은 옛날 어머니 때부터, 지금은 아내에 의해서 새해가 되면 가끔씩 주워듣기도 한다. 그러나 지나고 보면 모두 헛것이라는 판단이 선다. 하지만 아직도 기억에 생생한 것은 중학교 때 용두산 공원에 놀러 갔다가 길거리 점술사에게 현혹되어 억지 점을 본 적이 있는데, 그것이 평생 동안 점을 본 유일한 사건이었다. 그러나 그 도사 아줌마 왈, 내가 의사가 되고 돈은 못 벌 것이며, 또 하나 밝히기 어려운 것 등 세 가지를 예언해 주었는데, 그 세 가지가 정확히 맞은 것을 보면 희한하기도 하다.

커서는 선친께서 간단한 사주 보는 법을 가르쳐 주셨다. 어디서 배우신 것인지는 모르지만 12간지를 이용하여 생년, 월, 일, 시 네 기둥(四柱)의 의미를 찾는 방법이었다. 다섯 손가락의 마디를 짚어 가면 열두 포인트가 되고, 각 포인트를 그 사람 생년월일시의 순서대로 엮으면 각각의 간지설정을 읽을 수 있다. 간지의 뜻은 예를 들어 자(子)는 귀(貴), 축(丑)은 액(厄), 인(寅)은 권(權), 묘(卯)는 파(破) 등으로 설정되어 있어 해당 연월일시의 네 개 간지 코드가 얻어지면, 그 의미를 조합하여 그 사람의 평생 운명 또는 사람됨을 읽을 수 있다는 식이다.

나의 사주는 년에 예(藝), 월에 귀(貴), 일에 복(福), 시에 귀(貴)로 구성되어 있어 매우 근사하다. 이것이 전혀 엉터리인 것은 아니고, 코에 걸면 코걸이 식이라 하더라도 제법 비슷하다. 대학 때 기차로 수학여행을 갈 때 옆자리에 앉은 젊은 아낙이 아들을 데리고 가고 있어 수작 끝에 아들 사주를 짚어 풀어주었더니 잘 맞는다고 고마워했던 일이 있다. 그러므로 나도 그렇게 믿기로 했다.

결혼 후 첫 딸이 태어날 때의 일이다. 출산일이 가까워 사주를 짚어보니, 어느 시간에 해산할지 모르는 상태에서 저녁 7~9시, 즉 술시(戌時)가 좋고 그 전 유시(酉時)는 안 좋게 나왔다. 그때가 레지던트 때였으니 산부인과 친구에게 부탁해 놓고 산모 옆에서 시간만 보고 기다리며 "사주가 그러하니 7시까지만 참아라" 하며 종용했다. 그러나 유도분만 약이 들어가고 진통이 시작되니 배가 아파 애를 쓰는 아내를 애처로워 더 볼 수가 없어서 그만 6시 40분에 분만을 하고 말았다. 그 사주의 시(時)에는 인(刃)이 들었는데, 그 뜻은 얼굴에 흉이 있을 운으로 풀 된다. 그 후 아이가 다섯 살 때 놀이터에서 눈썹이 2cm 찢어지는 사고를 당했다. 그 흉은 결국 시집가기 전 성형으로 제거해 주었다. 그 딸이 결혼하여 외손자가 태어났을 때에도 그 녀석의 사주를 짚어보았다. 커가는 모습에서 그 녀석에게서 나온 사주와 비슷한 삶의 연관을 느낄 수 있다.

실제 예를 들어보자. 류마치스에 관한 한 나라 안팎으로 제법 많이 알려져 있는 의사 한 분이 있는데, 그 사람 말에 의하면 자기의 사주는 여자로 먹고 산다고 되어 있어, 부모님이나 본인이 산부인과를 할 것이라고 생각했다고 한다. 그런데 결국 내과 전문의가 되어 사주는 믿을 것이 못 된다고 생각했다고 한다. 그러나 내과 공부를 하다가 더욱 세부 전공으로 들어가게 되었을 때 류마치스를 전공하게 되어 '아하' 사주가 맞긴 맞는구나' 하고 생각하게 되었다. 왜냐하면 류마치스 병은 80~90퍼센트가 여자에게 생기므로 그는 여자 환자 때문에 먹고 산다는 사주가 맞는 것이다. 그 후부터 그는 사주를 믿게 되었다고 한다.

부산고등학교 교가의 작곡가 윤이상 선생님의 사주는 '사해(四海)에서 스승이라고 칭송할 사주'였다고 한다. 부산사범여중 교사 시절의 총각 윤이상과 혼담이 오가던 부인 이수자 씨의 기억에 의하면 그 사주를 전해들은 장차 장인 되실 분이 하신 말씀이 "사주도 원 비슷해야 믿지, 어안이 벙벙하다"였다고 한다. 그 무렵 그는 폐병을 앓고 있는 평범하고 가난한 음악교사 신분이었기 때문이다.

사주나 토정비결은 중국 송나라 때의 거유(巨儒) 주자가 완성한 주역을 이용하여 64궤에서 풀이되는 여러 의미들을 활용해서 인간의 길흉화복을 예측하는 방도로 우리나라에서 만들어진 것이다. 이는 비교적 동양사상에 따른 과학적 구조를 가진다고 하여 미신으로만 취급되지는 않는다. 단지 한번 보고 웃고 넘길 일일 뿐이지만.

새해에 들어와서는 올해의 건강 운 하나쯤은 짚고 넘어가면 좋지 않은가. 건강도 주관적으로 만들어 가기보다는 운에 따라 질병이 오고 안 오는, 예측할 수 없는 일이기에 더욱 그렇다. 하지만 건강 운이란 알 수도 없고 예측할 수도 없다. 우리가 할 수 있는 것은 오로지 적당한 운동과 좋은 음식, 그리고 스트레스로부터의 해방일 뿐이다.

그러나 좀더 적극적으로 할 수 있는 일은 정기적인 건강검진이다. 지금은 거의 모든 종합병원이 따로 건강검진 센터를 운영하여 종합 검진의 효능을 높이고, 고급 진료와 친절한 서비스로 운영하고 있다. 특히 암은 조기 검진으로 완치를 기대할 수 있기 때문에 반드시 해야 한다. 실제로 여성 유방암과 남성 전립선암은 수년 사이 발생률이 거의 배로 증가하고 있지만 조기 발견이 잘되어 완치율 또한 매우 높다.

노년의 나이는 근력과 골밀도가 젊은이 때와 다르기 때문에 걸핏하면 부상을 당한다. 노년기 골절은 접합이 바르게 안 될 수 있다. 찬 공기와 더운 공기가 갑자기 바뀌면 순환기에 무리가 오니 뇌졸중과 심근경색에 주의해야 한다. 침대에서 일어날 때는 투스텝으로, 온돌바닥에서 일어날 때는 쓰리스텝으로 일어나야 뇌의 혈류가 갑자기 아래로 쏠리는 현상을 방지할 수 있다. 급하게 먹는 음식과 소화가 더딘 음식을 과식하는 것은 혈류가 복부로 집중 되게 하므로 뇌의 피가 모자라며 어지럽고 구토가 날 수 있다.

해가 바뀔 때 마다 새해가 되면 다시한번 건강을 서로 지켜 주고 확인해 주며 살자. 알 수 없는 내 건강의 미래를 스스로 지켜 나가자.

문명병의 아이러니

문명은 사전에 '이 세상 인류가 이룩한 물질적, 사회 조직적인 발전, 그리고 미개와 대응하는 진보된 인간 생활의 총체'라고 씌어 있다. 영어로 civilization임을 보면 도시화라는 개념에서 나온 말이라는 것을 알 수 있다. 문화(culture)는 '사회 구성원에 의해 공유되는 지식, 신념, 행위의 총체'라고 되어 있다. 문명은 도구, 기기나 장비 같은 물질적인 것인 데 반해 문화는 지식이나 생활방편 같은 형이상학적 개념이다.

문명의 발달이라는 것은 옛날 원시사회에서 자연 상태로 내버려져 살던 삶이 도시화되어 가는 과정에서 사회적으로나 개인적으로 사람에게 이로운, 더 나은 생활을 하도록 만들어 가는 것이다. 문명의 형성에 따라 도시가 발전하면 자연이 주는 위협에서 해방되어 생활이 보다 쾌적해지지만, 다른 한편으로는 필연적으로 자연 파괴가 따르고, 이것이 이차적으로 인간을 해친다. 내가 아는 시골 동네에서 2006년 여름 폭우로 한 사람이 사망하였다. 그 이유는 산사태에 휩쓸렸기 때문인데, 이 마을은 신라 때부터 존재하면서 과거에 한번도 산사태라는 게 없었다. 산사태의 원인은, 물론 강수량이 엄청나기는 했지만, 직접적으로는 그 뒷산에 최근 뚫어서 만든 산림도로, 즉 인공 구조물 때문이었다.

이러한 문명의 발달로 이루어진 도시화로 원시 시대에 자연 속에서 대피소(shelter) 없이, 그야말로 자유롭게 살 때에 비하면 자연 또는 적들로부터 발생하는 재해를 피할 수 있게 되긴 했지만, 신체적, 정신적 건강에 오히려 부적당한 요소를 초래하게 되었다. 교역, 채광(採鑛), 군사 활동, 도로, 상수도, 하수도의 건설, 웅장한 건축 등을 통해 환경을 대규모로 파괴하거나 변형하게 되고, 하수도는 생활하수와 공장 폐수에 직결되어 강을 오염시켰다.

도시화가 진전될수록 자연이 주는 위협에서 해방되었지만, 환경파괴 역시 심해지지 않을 수 없었다. 과학과 기술의 진보에 따른 기계화의 진전, 산업혁명 이후의 대량생산의 실현, 대공장의 건설로 환경 파괴는 급속히 진행되었다. 석탄 사용, 강철 제조, 화학공장은 대기와 하천을 한층 더 오염시켰다. 이와 같이 문명 자체는 자연의 극복 과정에서 발달했지만, 그 문명의 발달은 결국 인류의 생존을 위협하는 자연 파괴와 변형을 촉진하게 되었다.

이런 현상이 현대에 와서 극단적인 형태를 띠게 된 것이 공해이다. 공해에는 대기, 수질, 토양의 오염과 소음, 진동, 지반침하 및 악취 등이 포함된다. 공해는 문명 발달에 따른 대표적인 폐해이다. 거창하게 도쿄 의정서니 이산화탄소 배출 규제를 들지 않더라도, 북한산 등반을 하다 보면 정상에서 내려다볼 때 시커먼 서울 공기를 바라보면서 내가 저 공기를 마시러 다시 내려가야 하나 하는 실의에 빠진다. 그렇다고 아프리카에서 발가벗고 살 수는 없는 것 아닌가.

그러나 사실은 어떠한가. 그러한 문명의 발달과 환경의 파괴로 우리의 수명이 줄어들고 인간은 멸망해 가는가. 오히려 수십 년 전 일본에서 이따이 이따이 병 등 인간의 사지가 비틀어지고 시름시름 죽어가는 공해병이 발생했을 때 인간은 이러다 멸망한다는 확신이 있었다. 그런데 그때보다 문명은 우리 생활을 엄청나게 변화시키면서 가속도가 붙어 발전해 간다. 문명의 발달은 2,000년 전을 보면 그 전 원시 사회보다 발달하였고, 500년 전 르네상스 시대에도 그 전보다 발달하였으며, 1,800년 산업혁명 이후 더욱 발달하였고, 20세기를 마칠 때는 더욱 급속한 발달을 했다. 그리고 앞으로의 발전 속도는 더욱 가속화될 것이다.

　그런데 사람의 건강은 어떠한가? 단순한 예로 사람의 평균 키를 보면 100년 전만 해도 지금과 현저히 차이가 난다. 그것은 영양 상태가 나쁜 북한 사람들이 키가 작은 것에서도 증명된다. 유추해 보면 과거의 저급한 문명에서는 현대와 비교할 때 훨씬 저급한 영양 공급으로 인해 사망 원인이 주로 전염병, 기생충, 굶주림이나 부상 등이었다. 그러나 문명이 발달할수록 영양 상태가 좋아지고 질병퇴치 기술이 발달하여, 이러한 질병에 잘 걸리지도 않고 사망하지도 않는다. 그러면 문명의 발달이 인간의 건강을 좋게 만들었는가?

　그런데 현대의 편안한 생활은 건강을 망쳐 놓고 있다. 소위 문명병이라고 해서 당뇨, 심장병, 뇌혈관 질환 등의 발생률이 매우 높아지고 있는 것이다. 편안한 생활과 기름진 음식으로부터의 과다한 영양 공급은 옛날에는 잘 발생하지 않던 질병의 발병률을 높여 준다. 그리고 공해의 증가로 암 발생률이 높아지고 있다. 고칼로리 고지방 식생활로 인해 유방암, 직장암, 전립선암, 방광암이 많이 발생한다. 패스트푸드에 들어 있는 성분이 인체에 해롭다는 사실은 보편적으로 잘 알려져 있다. 이러한 질병들은 과거 밤낮 없이 힘든 육체적 노동에 시달리고 보리밥에 무짠지 한 토막으로 연명했던 시절의 사람에게는 전혀 상관없는 것이었다. 따라서 모든 현대인들은 문명 발달의 극치 속에서 문명병에 걸리지 않기 위해 안간힘을 쓰고 있다. 그래서 인간은 다시 황폐해 가는 것인가. 아이러니는 끝이 없다.

　그러나 옛날 사람들에 비해 지금은 수명이 훨씬 길다. 암 발생률이 높아지는 이유 중의 하나로 수명이 길어진 원인도 크게 작용한다. 보고에 의하면 파푸아 뉴기니아인들의 암 발생률은 독일인의 100분의 1이라고 한다. 파푸아 뉴기니아 사람들은 스트레스가 없어서일까? 아니면 채식을 주로 해서일까? 문명인들보다 부지런히 움직이기 때문일까? 그것이 아니라 그들의 수명이 평균 40세밖에 되지 않기 때문이다. 현대 문명은 인간의 수명도 늘려 준다. 그래서 노인층이 많아지므로 암 발생률이 높아지는 것이다. 우리나라 국립암센터 통계에 따르면 70세 이상의 인구에서는 암으로 사망할 확률이 세 사람 중에 하나라고 한다.

문명의 발달은 새로운 문명병으로 우리의 건강을 위협하지만, 수명을 길게 해주는 공헌도 하고 있다. 그러나 수명의 연장은 암의 발생률을 높여 주기도 하니 모든 현상은 아이러니의 연속이다.

어긋난 과학

미국산 쇠고기와 광우병에 관하여 논의가 시끄럽던 때가 생각난다. 그런데 그 논의의 초점에 한국인의 유전자가 광우병에 더 잘 걸리느냐 하는 것이 중요한 문제점이 되어 있어서 매우 유감스러웠다. 어느 유전학 전문 과학자가 한국인의 유전자는 광우병에 취약하다는 연구 발표를 했는데, 이것은 소와 관련이 없는 다른 종류의 질병에 관한 논문이었다. 어느 기자가 이것을 소를 통해서 감염되는 인간 광우병인 것처럼 보도한 것을 많은 사람들이 그렇게 믿게 된 것이다.

이렇게 파문이 일어날 수 있는 사실을 보도할 때는 더욱 검증하고 확인한 후에 국민들이 납득할 수 있는 내용으로 발표해야 마땅하다. 하물며 대중을 위협하는 수준의 보도가 되어서는 더욱 안 된다. 거짓 선동의 계기가 될 보도는 매스컴의 해악적 요소가 아닌가? 지난번 줄기세포에 관한 논문이 조작되었다는 보도로 인한 거국적 파동은 우리나라 과학기술이 선점하고 있던 정밀 유전자 실험기술이 오히려 사장되어 버리는 국가적 피해를 주고 말았다.

미국과의 쇠고기 수입 협상이 잘못된 점이 있다고 판단되면, 그러한 정치 사회적인 관점에서 논의하고 책임을 추궁해야 할 일을, 사람의 건강 문제로 끌고 가서 어린 학생들까지 나서는 사태가 되어 버리니 목적이 다르게 해석된다. 더욱 놀라운 것은 어린 학생들이 촛불 시위를 하면서 "나는 15세입니다. 아직 죽기 싫어요"라고 하도록 하고 있으니, 학문이라는 것을 처음 접하고 있는 어린 학생들에게 이런 교육을 하는 한국인의 유전자가 정말 의심스럽다.

과학적 사실을 일반인은 잘 모르기 때문에, 더욱이 과학자 간에도 자기의 전문 분야가 아니면 잘 모르기 때문에 그 지식을 습득하는 데 매스컴의 역할은 대단한 것이다. 그러므로 매스컴은 정확한 과학적 지식을 올바르게 알려야 할 의무가 있다. 그만큼 대중에게 미치는 영향이 크기 때문이다. 특히 인간에게 위해를 줄 수 있는 사항이면 대중적 집단 불안증을 초래할 것이기 때문이다.

유전자가 무엇이냐고 일반인들에게 물어보면 잘 알아서 이야기하는 사람이 드물 것이다. 보통은 아들이 아버지를 닮았다고 하는 것과, 부부가 둘 다 혈액형이 A형이면 B형의 아이가 나올 수 없다는 것과 관계있는 어떤 것 정도일 것이다. 이렇게 잘 모르면 누군가의 주장을 반대하는 것이 아니라 쉽게 믿고 받아들일 수밖에 없다. 그러니 한국인의 유전자의 성향이 이렇다 하면 자연스럽게 그렇구나 하게 된다.

매스컴은 과학 뉴스를 전해 주어야 하고, 이것은 때로 매우 흥미롭기 때문에 그 효과가 크다. 대중은 알기를 원하므로 보도 매체는 그 부분에서 매우 신중해야 하는데, 이것을 취급하는 사람, 즉 기자는 과학자가 아니므로 취재할 때 얻은 지식이 때로 정확하게 전달되지 않을 수 있다. 사실의 왜곡인 것이다. 내가 과학 뉴스 인터뷰를 할 때 상세히 설명을 해주어도 기사의 분량이나 방송의 시간제한 때문에, 그 중에서 자극적인 부분이나 기사가 원래 의도하던 방향에 맞는 말만 잘라내어 보도로 나가는 일이 허다하여 나중에 그 기사를 보고 아연할 때가 많았다.

유전자 변형식품(GMO; Genetically Modified Organism)이 몸에 나쁘다고 반대한다. 그런데 반대하는 이유들 중 어느 것도 과학적으로 입증되지 않고 실제 예도 없다. 단지 '그러면 괜찮다는 증거를 입증해라' 하듯이 무조건 반대의 표시만 한다. 몇 십 년 전에는 요즘처럼 어른 주먹보다 큰 사과나 배가 없었다. 유전적으로, 즉 돌연변이종으로 생산을 거듭하여 탄생한 것이다. 씨 없는 수박도 우장춘 박사가 유전자 변형으로 만든 것이다. 방사능 폐기물 센터 부지 선정과 관련하여 떠돈 말 중에 원자력발전소 주변 마을에서 무뇌아가 태어났다느니 가축이 기형으로 생산되었다느니 했지만, 어느 것도 실제 확인된 것은 아니다.

"~할지도 모른다"는 말이 과학에서는 용납이 안 되는데, 뉴스로는 취급이 된다. 전자파가 인체에 유해하냐 하는 것은 아직 과학적으로 입증된 바 없다. 그럼에도 불구하고 휴대폰 전자파가 인체에서 종양 발생 등 '해로울지도 모른다' 는 기사가 수시로 난다. 3만 3천 볼트 고압전선에서 발생하는 전자파가 그 아래에 사는 주민에게 나쁜 영향을 '미칠지도 모른다' 고 한국전력 회사에 배상 청구를 한다. 어떤 특정한 치료법이 어떤 특정한 암세포를 사멸시킨다는 것이 증명되었다고 발표하면 암이 이제 '완전 정복될지 모른다' 고 성급히 믿어 버린다.

과학은 인류의 생활을 풍요롭게 하지만 자연을 훼손하는 점이 없지는 않다. 그런데 우리는 어느 것을 선택하느냐 결정해야 한다. 그 후 사람에게 해를 끼치지 않는다는 사실이 '과학적으로 정확히 규명되었다' 면 이를 받아들여야 하며, 매스컴은 그런 점을 충실히 알리는 데 사명감을 가져야 한다.

21세기 결혼

그녀는 예쁘고 청순한 얼굴을 가졌다. 면사포를 쓰고 식장에 들어설 때는 여느 평범한 한국 결혼식과 다름없었다. 신부의 모습도 전혀 외국인 같지 않다. 한국에 온 지 3개월. 베트남에서 소개받고 결혼식을 올렸고, 여기 와서 잠시 적응 기간을 거친 후 한국 결혼식을 다시 가진 것이다. 그렇게 해서 우리 집안에도 한·베트남 커플이 탄생했다.

동남아시아 여성과의 결혼이 점점 사회적인 문제가 되고 있다. 그에 따라 최근에는 정부가 많이 개입하여 철저한 검증을 거치도록 함으로써 문제가 일어나지 않도록 노력하고 있다고 한다. 그로 인해 요즘은 성사되는 결혼의 예도 많지 않다. 우리 집안으로 시집온 베트남 신부는 시집살이하며 살고 있는 곳이 지방의 대도시이고 경제적으로도 풍족한 집이어서 좋은 결혼 생활로 이어갈 것이라고 기대한다.

국제결혼의 실패와 그와 관계된 우리나라의 국제적 신의 문제에 관해 말은 많지만, 우리나라의 결혼 사례에 관해 거꾸로 생각해 보면 한국인끼리의 결혼에서도 네 쌍 중에 한 쌍이 이혼한다고 한다. 그러니 통계 수치만 놓고 본다면 외국 신부와의 결혼이 파탄 나는 비율은 이보다 훨씬 적으므로 더 성공적이 아닌가?

이혼율만으로 본다면 자녀들을 결혼시키기가 겁난다. 그래서 우리나라 젊은 남녀의 결혼 연령이 마구 높아지고 있는 것이다. 마음에 맞는 배우자를 찾지 못하는 것보다도 아예 결혼 기피증까지 생긴다. 한국인의 결혼은 난해하다. 부모가 자녀의 결혼을 은근히 말리는 집안도 많다. 출산율이 세계 최하위인 현상과도 무관하지 않을 터.

문제는 남자보다 여자에게 있다. 결혼이 선뜻 이루어지지 않는 것은 우리나라 가족제도와 가정의 관행들이 결혼이라는 의식에 의해 다른 집안의 새로운 일원으로 감히 접근해 들어가기 쉽지 않은 데 있다. 더구나 여자의 입장에서…… 지금 젊은 나이의 여성들은 여성 우위의 시대를 만들고 있다. 초등학교에서부터 성적 상위 그룹에 여학생이 더 많다. 놀다가 싸워도 여자가 이긴다. 의과대학 입학과 법관 시험 통과율도 남녀가 같거나 여자가 더 많아졌다. 우스갯소리가 있다. 판사도, 검사도, 변호사도 여자이다. 남자는 범인만 한다.

이렇게 공부도 잘하고 애지중지 키워낸 딸을 어느 집에 보내어 시부모 모시고 시집 식구와 남편을 건사하며 봉사하고 살게 하겠는가? 다행히 결혼이 이루어지면 이제 시부모는 며느리한테 시집을 살아야 한다. 처녀도 어지간한 남자는 눈에 차지 않는다. 그래서 차라리 연하남과 맺어서 확실히 우위에서 살고자 한다.

결혼한 후에는 딸 집에는 마음대로 들락거려도, 며느리 집에는 집 사준 아들 집인데도 들어가지 못한다. 한 주택 2층에 아들을 살게 하면서 평생 2층에 한번도 올라가지 않았다는 시어머니도 있다. 신부도 사는 집은 친정집 곁에서 살려고 한다. 가급적 시집에서 멀리 떨어져 집을 얻는다. 시부모가 손자라도 기다리는 듯이 말을 하면 당장 '애 낳으면 키워 주실 거냐'고 딴지를 건다. 나는 이것을 일컬어 신 모계사회(?)라고 이름한다.

결혼을 사회적 계약이라고 본다면 네 가지 패턴을 생각할 수 있다. 일부일처제, 일부다처제, 다부일처제, 다부다처제. 다부다처제는 정확히 말해서 존재할 수가 없다. 역사적으로도 없었다.

다부일처제는 몽골이나 에스키모 같은 비 정착 문화권에서 비슷한 형태가 있었다. 남자가 몇 달 사냥을 나가면 다른 사냥꾼이 지나가다 들러 얼마 살다가 간다. 일본에도 에도 시대까지 그러한 장면들이 나온다. 마음에 드는 여자 집으로 남자가 찾아간다. 그런데 이때 다른 남자가 먼저 와 있으면 그 날은 물러난다. 그러나 반대로 남자는 정착을 않기 때문에 여자가 깊이 사랑해도 남자는 떠나면 그뿐이다. 다른 여자한테 간 남자를 못 잊어 애타게 눈물만 하염없이 흘리는 일이 허다하다. 그래서 여성문학이 발달한다. 하이쿠도 그런 슬픈 문화가 발전시켰다.

우리나라에도 일본식 다부일처제가 있었다. 〈처용가〉에서 그런 역사를 본다. 서라벌 달 밝은 밤에 신나게 놀다가 집으로 돌아가 보니 이불은 한 개인데 다리가 네 개라. 두 개는 내 것인가 하는데, 나머지 두 개는 누구 것인가? 그런데, 이때 처용은 칼을 들고 쳐들어가는 것이 아니라 덩실덩실 노래를 부르며 물러나 준다. 양보의 문학, 양보의 음악, 양보의 예술이다. 그래서 이 노래는 천 년간 빌보드 차트 1위로 전해지고 있는 것이다.

그러나 다부일처제도 정확히는 옳지 않다. 다부일처제가 성립하려면 여자가 일부다처제나 일부일처제의 남자와 같은 권리와 책임이 있고, 성(family name)의 상속과 경제권 등 모든 것을 지배하는 명실상부한 모계사회가 되었을 때 가능한 것이다. 앞의 이야기는 남자에게 아직도 권한이 남아 있으면서 한 여자에게 정착할 수 없는 사냥 또는 전쟁 등의 사연이 있기 때문에 이루어진 대체 문화이다. 정식 체제라고 할 수 없다.

그런데 우리나라는 21세기에 들어와서 다부일처제까지는 아니더라도 최소한 모계사회화가 되고 있다. 진화가 아니고 퇴화인가. 조선 시대에는 일부다처제도 있었는데 말이다. 우리네 아들의 얼굴을 보면 여자들에게 꼼짝 못 하는 게 아닌가 하여 안쓰럽다. 어느 결혼식에 갔을 때였다. 신랑에게 마지막 행진 전에 앞으로의 맹세를 하라고 했더니 "말 잘 듣고 살겠습니다!" 하였다. 이것이 현실이다.

그런데 생물학적으로도 암수로 보면 암이 우선이다. 남자가 '종족 보전의 절대 권력자'가 아니다. 임신, 즉 수태가 되는 것은 완전히 난자가 결정한다. 수억 마리의 정자가 난리를 쳐도 한 마리만 받는다. 구조적으로도 정자는 핵인 DNA뿐이다. 난자는 유전 정보인 DNA 외에 세포질이 있어 생명체를 키워낸다. 남성 XY 염색체에서 Y는 쓸모없는(?) 유전자들만으로 되어 있다. 그러므로 수컷으로서의 남성은 유전자를 많이 퍼뜨리려는 본능으로 엄청나게 많은 유전자를 사정할 수밖에 없다. 동물로서의 수컷은 자기 자손을 얻고자 암컷에게 선택되기 위해 천적으로부터 공격당할 위험을 무릅쓰고 눈에 띄는 화려한 외관을 가꾸고 암컷 앞에서 재롱을 떤다.

최근 〈아내가 결혼했다〉라는 제목의 한국영화가 있다. 그 영화의 대사는 이렇다. "별을 따다 달래, 달을 따다 달래? 남편 하나 더 가지려는 것뿐인데 뭘 그래?" 결혼이라는 제도 면으로만 볼 때 남편은 사랑하는 사람이 아니라 '아이의 아버지'이다. 그래서 우리 아들들은 선택받게 되기에 매우 피곤하다.

우리나라 사람

정부가 인사의 큰 변화를 시도하니 청문회로 시끄럽다. 그런데 청문회라면 그 사람이 그 자리에서 국민을 위해 나라를 위해 얼마나 잘 할 수 있느냐 검증하는 것일진대, 우리나라 청문회를 보면 정책의 대결이 아니라 항상 부동산 공방전으로 시작하여 군대문제로 발전하는 것이 누구에게나 꼭 같다. 그나마 그러한 것은 단편적인 사항이라 하더라도 요직에 지목을 받은 사람은 또 말을 조심하지 않아서 더 어렵고 시끄럽게 만든다.

총리로 지명을 받은 사람은 받자마자 세종시가 잘못되었다고 지적한다. 기자들이 질문을 하니 피할 수 없는 소신을 밝혔다고 할지 모르겠으나, 왜 그런 자극적인 발언을 미리 하여 일을 어렵게 만드는지 모르겠다. 그동안 많은 청문회에서 세금이니 부동산이니 위장전입이니 차명계좌니, 좀 저급한 이슈의 소용돌이만으로 때로는 부결되어 낙마하는 모습들도 보아 왔을 텐데 말이다. "아직 청문회가 남았으니 나의 자격에 대한 의원들의 심의가 끝나야 세종시든 무어든 소신을 말할 수 있지 않겠나, 중요한 국정과제들은 그 후 잘 검토해 보고 소신을 밝히겠다"고 하면 기자들이 무능하다고 할까.

동의보감이 유네스코 문화유산으로 지정받았다고 알려지자 대한의사협회에서 동의보감은 귀신이 되는 이야기도 있고 여자태아를 남자로 바꾸는 법 같은 허무맹랑한 내용이 실린 가치 없는 책자일 뿐이라고 평한 것도 참 후안무치다. 양의의 역사는 근대화 된 것이 서양에서도 100여 년 밖에 안 되었다. 수천 년 동안 서양에서도 약초를 써서 질병을 치료하여 왔다. 옛날부터 내려온 질병의 치료방법을 의학서답게 후세의 의사들이 본받아 참고하라고 잘 만들어 둔 책을 그렇게 폄하할 수 있을까. 한국인이 만든 동의보감을 의서로 인정해 주고 훌륭한 문화유산으로 평가해 준 것을 축하한다. 그리고 현 시대의 한의사는 동의보감을 열심히 공부하여 그에 맞는 치료에 힘써야 할 것이며 동의보감과 거리가 먼 CT, 초음파, MRI를 보고 진단 치료하는 일은 삼가 주었으면 한다고 하였다면 그들의 불편한 심정도 밝히고 체면도 유지하였을 것 아닌가.

모두 이기심이다. 그리고 토론 문화 부재이다. 자기 자신이 남보다 우월하다는 이기주의 때문에 앞 뒤 생각하지 않고 발언해버리는 것이다. 어릴 때부터 학교에서 토론을 배우고 토론을 통해 지식을 공유하는 습관을 들이지 않은 탓이다. 그래서 내가 가진 지식 밖에 모른다. 내 생각이 옳다고 생각되면 그대로 내뱉어버린다. 나의 생각을 상대방에게 설득하여 공감을 얻어 지지함을 끌어내는 토론 문화 내지 기술이 전혀 없다.

지금의 정부에서 많이 거론되는 것이 소통의 부재이다. 그것이 바로 토론문화 부재이다. 옳으니까 국정을 그렇게 끌고 가겠다고 생각한 것이면, 국민이든 야당이든 반대의견을 내는 사람을 설득하고 이해시켜 공감을 하게 만들어야 한다. 작년의 촛불 시위부터 그렇다. 미국산 쇠고기에 대해 광우병 때문에 우려하는 사람도 있는데 개방해야 하는 이유, 광우병은 사람에게 문제가 안 된다는 각종 과학적 자료의 제공, 쇠고기 개방으로 얻어지는 국가 이익, 기타 등등 확실한 팩트로 설득을 하고 이해하고 지지해 줄 때까지 열심히 끊임없이 노력했다면 어땠을까.

대운하는 왜 필요하고 그 효과가 어떤 것이라는 것을 알기도 전에 하면 안 된다는 사람의 목소리가 더 커서 어리둥절하고 있는 새에 반대가 많으니 대운하는 안 한다고 결정이 나 버렸다. 그러니 국민들은 하면 안 되는 대운하를 하려고 했나 하는 생각 밖에 안 든다. 새만금 방조제를 하지 말아야 한다고 수많은 사람들이 소위 3보 일 배인가 무언가 한다고 야단하고 환경이 시궁창처럼 되어 국토는 찌든 쓰레기장처럼 될 것이라 했는데, 오늘 신문에는 새만금에 홍콩, 싱가포르보다 더 아름다운 친환경 경제중심 도시가 건설되어 국위를 선양한다고 났다. 어찌된 일인가.

교육부장관(현 교과부장관)을 한 사람이 그가 장관을 한 몇 년 동안 대학은 공부를 못해도 무엇 한 가지만 잘하면 갈 수 있게 만들었다고 자랑하였다. 그런데 그 몇 년 후 그때 대학에 간 학생들이 졸업 후 기업체에 취직이 안 된다. 기초 학력이 부족하여 지금의 기업체가 원하는 사람으로 교육이 되어 있지 않기 때문이라 한다. 지금의 정부도 영어 몰입교육이다 뭐다 하고 전국의 교사와 학생을 영어에 다시 한 번 몸부림치게 만들었다. 요즘은 밤 열시 이후 학원 문을 닫게 하여 정각 10시 학원가에는 엄청난 교통 혼잡과 숨바꼭질이 이루어진다. 왜 정부나 장관이 모든 것을 다 하려고 하나.

운전을 하다 보면 차선을 옮기려고 수십 미터 전부터 깜빡이를 켜고 들어가도 뒤에 오는 차가 빵빵거리고 불을 번쩍번쩍한다. 들어오지 말라는 것이다. 어떻게 하라는 건가. 오른쪽 램프를 타고 빠져나갈 때 차가 많아 길게 늘어서 서행하고 있으면 반드시 십 퍼센트 정도의 숫자의 차가 앞질러 새치기 한다. 새치기는 체질화되어 있다. 양보를 하면 패배한 것이라는 생각을 가지고 있다. 그래서 소위 대가리를 먼저 밀어 붙여야만 한다. 주차를 해 두면 손에 못을 쥐고 가다가 차 옆구리를 스윽 긁고 간다.

급하다. 화를 벌컥벌컥 낸다. 보는 사람이 없으면 내 맘대로다. 어떤 의견은 자동차 문화가 저질인 것은 운전할 때는 자기 혼자의 세계이기 때문에 자기 의지를 억누르지 못하여 생기는 것이라고도 한다. 운전할 때 양보하기 싫어서 속력을 더 내거나, 밀어붙일 때 남이 앞서 가거나,

여러 가지 복잡한 상황이 벌어지면, 아드레날린이 분비되고 스트레스 호르몬인 코르티코스테로이드가 발산된다. 그러면 몸 속 세포들은 긴장하고 지친다. 화를 내는 순간 얼굴이 붉어지고 심박동이 늘어나고 진땀이 난다. 이 순간이 아드레날린이 분비되는 시간이다. 이 현상이 계속되어 쌓이면 암세포가 자란다. 죽음의 질병인 암이 발생한다.

사람의 수명이 긴 순서는 첫째 성취도가 높은 사람, 둘째 정돈된 인생을 사는 사람, 셋째 믿을 만하고 책임감 있는 사람이라 한다. 직업과의 관계를 보면 예술가, 종교인들이 오래 살고 직업적으로 스트레스가 많은 사람의 수명이 짧다. 의사도 수명이 짧은 직업에 속한다. 장수하는 사람의 성격 중에 눈에 띄는 것으로는 위험한 일에 뛰어들지 않는 사람, 신경과민인 사람 등이 있다. 신경과민일 정도로 건강을 관리하라는 것이다.

말 한마디를 하더라도 공식적인 자리에서는 자제하고 부드럽게 만들자. 노자는 훌륭한 사람(聖人)이 되려면, 억지로 만들어서 행하지 말고(處無爲之事) 말없음으로 가르치라(行不言之敎), 자기가 다 만들었다 해도 만든 것에 대해 무어라 잔소리하지 말며(萬物作焉而不辭), 탄생을 시켜 놓아도 그것을 지배하지 말라(生而不有) 하였다. 아무 것도 내 것은 없으니 남을 존중하고 나로 인해 남이 어렵게 되게 하지 말자. 이것은 건강의 기본이기도 하다.

명정 25년(酩酊 25年)

내게 있어 하루 일과를 마치고 집으로 돌아가 마주하는 저녁 밥상의 의미는 매우 크다. 이때 밥상에 얹히는 반찬은 김치, 젓갈, 김 등의 일상적인 것 외에 아내는 항상 한 가지씩의 안주를 준비한다.

한국식 술을 즐기는 사람은 막걸리 한 사발을 죽 들이켜더라도 김치 한 조각은 씹어야 하므로 어떤 특별한 요리여야 안주가 되는 것은 아니다. 그러나 음악이 흥겨우면 어떤 음악이라도 맞추어 춤출 수 있을진대 하필 댄스 뮤직이 있듯이, 그날 식탁에 올라온 반찬 중에서도 어떠한 것은 술안주가 될 수 있는 것이다. 그것은 오징어 데친 것이라든가 생굴회, 또는 닭다리 한 토막 같은 것일 것이므로 다른 집에서는 평범한 반찬 이상 아무것도 아닐 것이나, 우리 집에서는 여기에다 술잔 두 개가 반드시 함께 놓이니 일컬어 술안주라 할 수 있을 것이다. 이렇게 마련한 상을 마주하고 아내와 소주 한 병을 반씩 나누어 마시며 저녁식사는 한 시간 동안 전개된다.

저녁상의 반주(飯酒)는 가끔씩 떠나는 주말여행 길에도 달라질 수 없다. 지리산 기슭 마을, 동해안 어촌, 오색약수, 법주사 입구 등에서 묵게 되는 여관이나 민박집에서 차려주는 향토 음식상을 받아 식기 뚜껑에 부어 한 모금 마시는 반주는 장거리 드라이브의 피로를 싹 풀어주는 청량제(淸凉劑) 이다.

술을 예찬(禮讚)한 이야기는 무수히 많다. 우리는 중국의 시(詩)에서 특히 술을 소재로 한 내용을 많이 접해왔고 흔히 술 예찬론(禮讚論)에 인용하곤 한다. 술과 관련된 시나 술 예찬론에 묘사되는 것은 큰 연회나 값

비싼 파티가 아니라 홀로, 아니면 아주 흥이 꼭 맞는 벗과 함께, 아니면 술 자체를 벗하고 즐긴다. 이때 중요한 것은 술과 술상을 벌인 자리의 분위기 −국화와 소나무와 달과 음악과 − 이며, 술을 대하는 심정 − 참으로 다양하기 그지없지만 그때마다 신성하고 숭고한 − 소위 술 마시는 이유들인 것이다.

술을 마신 지 25년도 더 되는 기간 동안 참으로 내 기억에 남는 술자리 역시 이러한 범주 내에 있었던 것 같다. 시골에서 농사철에 빚어 내놓는 농주(農酒)에 반하여 밥을 말아서까지 먹었던 일, 경포대에서 여덟 개의 달의 숫자를 세다 세다 잊어버리고 또 세면서 마시던 경포대 경월소주, 부산 송도 방파제 시멘트 바닥에 자리 깔고 앉아 아지매들이 좌판에서 파는 아나고 회와 마시던 술(이 날은 약간의 외침 폭력 사태를 처단한 쾌 사건이 있었다), 삼척군 장호에 살던 누님 집 앞바다에서 낚은 생선과 마시던 안동 산 소주의 독특한 맛 등등……

나는 아버님으로부터 술을 배웠다. 주로 집안 제사 때인데, 내가 중학교 때 술을 마실 수 있는 허락이 내려졌다. 그 나이에 마셨던 양이 얼마나 될까만, 술을 마시는 즐거움 같은 것은 어렴풋이 알게 되었던 것 같다. 그 시절 집에는 낡은 책 한 권이 굴러 다녔는데 이름 하여 『명정 40년(酩酊 40年)』. 수주 변영로(樹州 卞榮魯) 선생의 술에 얽힌 기담(奇談)을 쓴 책이다. 어려운 한자의 뜻도 잘 모르면서도 그 책을 무척 흥미롭게 읽었던 기억이 난다.

걸음마를 익히던 어릴 때 술독에 기어 들어가 한 독 다 마시고 나와선 애 잃어버렸다고 애타하던 어머니에게 김치 달라고 했던 일, 종로 한복판에서 소나기 맞으며 웃통 벗고 소를 타고 노닐었던 일, 신혼살림의 친구 단칸방에 쳐들어가 함께 잔 후 요에 오줌 싼 일, 술이 아니면 일어날 수도 없고 술이 아니면 양해도 되지 않는 일들을 많이도 벌이고 다니면서 가히 흥미진진하기도 했지만, 이를 배워야 하는지 그러면 안 되는지 판단이 사뭇 혼동되기도 했다. 그래서 그런지 나도 집 이불에 오줌 싼 적도 몇 번 있고 친구가 내 집에 와서 오줌 싼 적도 있었으니 안 배운 것도 아니다 싶다.

나의 아버님은 술잔을 입에 대신 후 다 마실 때까지 반드시 눈을 감으신다. 술이 술잔에서 없어지는 것을 차마 보지 못하셔서이다. 그러나 아버님이나 나나 대주가는 못 된다. 밤새워 술을 마실 만큼 주량도 많지 않고 체력도 그렇지 못하다. 마시는 빈도로는 술을 한 방울만 마신 것도 술이라고 한다면 거의 매일 마신다 할 수 있지만, 많이 마시지 못하므로 의례적인 술자리, 항상 2, 3 차가 뒤따르는 '퇴근 후 딱 한잔', 스트레스 해소 장소인 악우(惡友)들과의 만남 같은 자리는 요즘 가급적 피한다.

그래서 아내는 내 주량이 술고래에 미치지 못하는 줄 알므로 그 다음 순위인 '술 코끼리' 라는 별명을 내게 지어 주었다.(45세 때 기고한 글)

백 살 살 기

2009년 7월 18일. 영국에서 가장 장수한 노인이 113세로 사망했다는 보도가 있었다. 이제 인간 장수 기록이 110세를 넘어선 것이다. 이것은 내가 주장하는 '사람 수명 120세론' 이 증명되어 가고 있음을 말해준다.

지금 나이 70인 지인 한 분의 이야기이다. 그는 50세에 조기퇴직을 하고 경제적으로나 가정적으로 큰 어려움 없이 스스로 행복하다고 생각하며 살고 있다. 그런데 어느 날 문득 깨달은 것이 어쩌면 앞으로 100세까지 살 수도 있지 않겠냐는 것이었다. 그러면 앞으로 30년을 더 살아야 하는데 어떻게 살아야 하나? 그야말로 아무런 준비가 안 되어 있음을 깨달았다. 지난 20년을 너무 안일하게 아무것도 하지 않고 보냈구나, 하는 생각이 70이 된 이제야 들었다고 한다.

50이 되었을 때 나는 친구들과 둘러앉아, "벌써 50이 되었네, 세월이 빨리 갔네, 내가 벌써 이렇게 나이를 많이 먹어 버렸나" 등의 모든 사람과 똑같은 푸념을 하고 있었다. 그런데 그 중 한 사람이 "나는 50이 되니 너무너무 좋다" 하고 말하는 데 모두 깜짝 놀랐다. 50이란 나이가 정말 자랑스러워할 가치가 있구나, 많은 인생의 경험과 학습으로 지식이 쌓이고 능력이 업그레이드되고, 그러한 실력을 바탕으로 정말 더 잘하고 인생에 대한 자신감이 충만해지더라는 것이다. 이런 충격적인 사고방식을 듣고 난 후 나도 매사를 긍정적으로 생각하게 되고 자신감을 갖게 되었다.

시중에 흔히 나도는, 나이가 많아지는 데 대한 충고를 보면 노년에 자신감을 가지고 기죽지 말라는 '세븐업'이라는 것이 있다. 또 공자님 말씀에 60세면 이순(耳順)이니 귀가 순해지고, 70세면 종심소욕 불유구(從心所欲 不踰矩)니 마음이 원하는 바대로 따라도 법도를 넘지 않는다고 한다. 하지만 71세는 망팔(望八), 81세는 망구(望九)라 하여 넘기 힘든 나이의 고개가 있다는 것이다.

나이 듦에는 이렇게 어려움이 있다. 그래서 보통은 환갑 나이가 될 때 이제 환갑도 지났으니 앞으로 10년, 20년이면 인생도 마감하겠지. 나머지 인생 별 탈 없이 잘 지내고 적절히 마감하면 행복이라고 생각하게 된다. 공자도 73세에 사망하였으니 80대, 90대의 표현은 경험이 없어 말씀하지 못했다.

그런데 지금부터는 그렇지 않다. 더 오래 살 수 있기 때문이다. 바람벽에 무엇 칠하고 자식들 부담 주면서라도 오래 살고 싶다는 욕심이 아니다. 90, 100세를 그냥 살아 버리게 된다는 말이다. 요즘 상가에 문상을 가면 90대를 넘어 100세를 바라보는 초상이 즐비하다. 앞으로 20년 뒤에는 110세 120세 초상이 즐비하지 않겠느냐는 말이다. 내가 살고 싶어서가 아니라 그렇게 살아 버리면 어떻게 하느냐는 말이다.

지금의 노년 대책을 보면 보험을 비롯하여 이 시대의 문화가 아직도 수명 80세에 초점이 맞추어져 있다. 통계청 발표를 보면 2007년 출생아의 수명 기대치는 남자 76.1세, 여자 82.7세로 되어 있다. 이는 현재의 한국인 평균 수명인데, 이 수치는 지난 10년 전에 비해 5세 정도 늘어난 것이다. 그러면 20년 뒤의 평균 수명은 남자 86세인데, 상하 분포도를 고려하여 20세를 추가하면 남자 106세로 나온다! 즉 106세 사망이 즐비하게 된다는 말이다.

앞으로 2, 30년 후면 의학은 더 발전되고 100세까지 건강하게 사는 사람이 얼마든지 있을 수 있다. 단순히 고령화 사회로 가고 있다고만 할 문제가 아니다. 100세까지 살아 버리면 어떻게 하나. 환갑 나이 60세에서 바라보면 40년이다. 앞으로 40년을 어떻게 살아갈 것인가. 그래서 노후 대책에 대한 패러다임이 확 바뀌지 않으면 안 된다.

60세를 기준으로 할 때 앞으로의 40년은 살아온 60년과 같다. 태어나서 한살부터 20년간은 생물학적으로 성숙하지 않아서 부모의 돌봄 (care) 아래 살게 되므로, 성장을 완료한 20세 이후부터 사는 기간은 똑같은 40년이다. (동물 중에 태어나서 부모가 돌봐 주어야 하는 기간은 인간이 제일 길다!) 지나온 날이 40년인데 앞으로도 40년을 살아야 한다. 61세 되는 날은 앞으로의 40년 제 2의 인생의 한살이 된다.

산술 수치로 따져보면 그렇지만, 후회도 많고 아쉬움도 많은 지난 평생을 생각해 보면 이런 현실이 내 앞에 놓여 있다는 것이 끔찍하다. 앞으로 어떻게 살아가야 하나. 지금 대책을 세워 놓지 않으면, 다시 후회도 많고 아쉬움도 많은 두 번째의 평생을 살게 된다.

미래학자들이 미래를 예측할 때는 30년 후까지를 예측한다. 그러나 30년 뒤에 대한 예측은 잘 맞지 않고, 15년 뒤쯤은 비슷하게 맞춘다고 한다. 앞으로의 세상은 발전 속도가 급속도로 바뀌기 때문에 15년 뒤의 세상도 정말 알 수 없다. 그런데 40년 뒤의 세상은 어떻게 되어 있을까? 그 세상을 우리가 적응하고 살 수 있을까? 지난 40년간의 경험으로 지금의 세상도 적응하기 쉽지 않은데 말이다.

우리가 살아온 과정을 보면 태어나서 처음 하는 일이 무엇인가? 공부다. 무엇이든 배운다. 살아가기 위한 방법을 배우기 위해 공부를 한다. 학교에서는 평생 먹고 살아갈 방법을 공부한다. 교실 밖에서는 사회생활의 방법을 배우고 문화적, 지적 수준의 향상을 배운다. 공부를 어떻게 했느냐(학교 때의 성적 외에도) 하는 내용에 따라 지난 40년 인생 내용의 풍부함의 여부와 만족도가 결정된 것 아니었던가.

그래서 앞으로의 40년을 위해 지금부터 해야 할 첫 번째 과제는 공부다. 새로운 공부를 해야 한다. 지난 첫째 인생에서의 공부는 먹고 사는 데 치중되었지만, 둘째 인생을 위해서는 먹고 사는 것에 대한 공부는 필요 없다. 무슨 공부를 할 것인가? 둘째 인생 40년을 살아갈 목표에 대한 공부를 해야 한다. 그 목표는 각자 자신의 지적, 경제적, 환경적 수준에 따라 다르고, 첫째 인생에 대한 아쉬움의 정도에 따라 다르며, 둘째 인생에 대한 목표설정 방향에 따라서도 다를 것이다.

어떤 공부를 하든지 자신의 가치를 높여라. 갈고 닦아 놓으면 때가 되면 쓰일 때가 있다. 첫 머리에 말한 지인 그분은 그래서 프랑스어 공부를 시작했다고 한다. 프랑스에 갈 일도 없고 프랑스와 비즈니스 할 일도 없는데 그저 배우고 싶어서라고 한다. 그런데 프랑스어를 잘 구사할 수 있게 된다면 앞으로 그에게 무슨 일이 일어날까? 아무도 모른다. 어느 날 프랑스 대사관에서 자기를 찾아올지 어떻게 아는가? 30년 후에 말이다.

시인 친구

지난 연말 송년회에서 선물로 받은 책은 친구의 시집이었다. 서울과 부산에 떨어져 살고 있고 직업적으로도 상봉할 기회가 없으며 학교 때 그리 친하게 지내지도 않은 데다 지금도 교류가 그리 많지 않지만 고등학교 동창이니 지극한 친구에 속한다. 그러니만치 시인인지, 아니 시를 쓰는지조차 몰랐었는데, 2009년 11월 2일 발간된 첫 시집이라며 선물로 주었다. 대학에서 국문학을 전공하였으니 어쩌면 당연한 일인데 내가 몰랐을 뿐이다.

그는 일찍 공무원에 입문하여 고위직 공무원까지 두루 거친 후 지금은 부산에서 민선 구청장을 하고 있다. 그러므로 직위로는 차관급이요, 민선에 당선되었으니 정치인이다. 그런데 그는 정식으로 등단한 시인이며, 이순(耳順)의 중반 나이에 『탱고를 추세요』라는 첫 시집을 출판사 '계간 문예' 에서 발간하였다. 책에 실린 서평란에 이어령, 이해인, 도종환, 제씨들의 글들이 보인다. (이 글을 쓴 후 그의 책이 '남촌문학상' 을 받았다.)

내가 감히 시를 평할 수는 없지만, 그의 시에는 우선 편안함이 있다.

어려운 시어나 복잡한 시적 표현이 보이지 않고, 시인데도 담담히 이야기하는 것 같은 느낌이 온다. 그래서 쉽다. 손에 쥐면 계속 읽힌다. 무엇을 표현하려는가, 무엇이 배경에 깔려 있는가, 음미하고 분석할 필요 없이 술술 읽을 수 있다. 그간 살아온 이야기들이 녹아 있어 어릴 때 같은 환경에서 자란 친구로서 전부 공감이 가는 표현들이 이어진다.

〈세월의 아픔〉 "나에게 네가 왔음은/ 축복이었다./ 나에게서 네가 갔음은/ 아픔이었다./ 나에게 네가 없음은/ 그리움이다./ 나에게서 네가 잊혀져가고 있음은/ 그리움도 어쩌지 못하는 세월이다."

〈그때〉 "수정국민학교 지나/ 잘사는 부자동네 능풍장 위/ 판자촌 동네 좌천동 산동네/ 다섯 남매 일곱 식구/ 단칸방 판자벽을 헤집고/ 산동네 겨울 냉기는/ 수정돌처럼 찼다./ 그때 예민한 청년 하나는/ 한밤중에 일어나 시를 썼다……."

나도 수정국민학교를 1학년에서 4학년까지 다녔다. 그리고 부자동네라는 기억은 전혀 없지만 내 나이 5, 6세 때 능풍장에서 살았다. 1951년 전후이다. 그 해 부산으로서는 역사상 처음이라는 큰 눈이 왔다. 겨울 냉기에 피부가 아려왔다. 2001년인가 부산에 다시 눈이 엄청나게 와서 그때의 눈과 비교해 50년 만의 대폭설이라고 하며 엄청난 교통대란이 일었다. 그러나 50년 전에는 쌓인 눈에 조용한 낭만만 있었고 유치갈이 하느라 이빨이 빠져 간장물 양치하면서 빨간 피가 하얀 눈에 스며드는 것을 하염없이 보고 서 있었던 기억이 난다.

〈용두산 공원 가는 길〉 "그 길은 늘 한적했지./ 붐빌 것 같았던 그 길은/ 의외로 외지고 때로는 쓸쓸하기도 했지……."

중학교 일학년 때 용두산 공원 오르는 길가의 점보는 사람에게 잡혀 팔자 좋아진다고 얼굴의 점을 빼곤 집에 가서 아버지에게 혼이 났다. 그런데 그 점쟁이가 나를 의사가 된다고 예언했었다. 그 점쟁이가 보고 싶다.

〈탱고를 추세요〉 "슬프거나 외롭거나/ 더욱 그립고/ 미운 사랑 있다면/ 탱고를 추세요······/ 당신의 슬픔은/ 붉은 장미꽃 꽃잎 속에서/ 숨가쁜 탱고가 되고/······."

나는 슬프고 외로워서가 아니라 아내와 운동 겸 같이 하는 취미를 해보자고 쉰다섯에 댄스스포츠를 배웠다. 탱고, 자이브, 룸바, 왈쓰······ 춤은 여자는 돌기만 잘하면 되고 남자는 스텝만 잘 외우고 있으면 된다. 그런데 아내가 돌면 어지러워지는 증상을 호소해 3년 하다가 그만두었다.

〈잘 자라, 클라리넷〉 "이제 너는 네 몸통을 가볍게 누이고/ 스물여섯 개의 구멍을 은밀히 닫아둔 채/ 깊은 휴식의 잠에 빠져도 좋겠다./ 나의 서툰 운지에/ 너는 늘 피곤함이 역력하였으니/ 이제 너는 소리 내지 않고 쉬어도 좋겠다······."

친구는 시인이고 정치가이지만 음악에도 깊이 빠져 있다. 그의 목소리는 하리 베라폰테보다 두 배는 더 허스키하다. 김상국의 루이 암스트롱 흉내 내기를 그가 하면 더 똑같을 것이라고 생각된다. 그런데 아마 클라리넷을 불다가 중단한 모양이다. 나는 십년 전 조금 배웠다가 중단한 후 요즘 다시 시작했다. 최근에는 늙은이 색소폰 불기가 대유행을 하고 있어 내 주위에 색소폰 부는 사람도 많고 반주기, 개인 앰프, 무선 마이크 등 인프라도 잘되어 있다. 단독 콘서트가 얼마든지 멋있게 가능하다. 나는 인터넷을 통해 반주기를 다운받아 컴퓨터 반주와 함께 클라리넷 불기를 혼자 즐기는 데 시간 가는 줄 모른다.

〈입대할 무렵〉 "자갈치 건어물시장 건너편/ 남포동 골목길 어귀에/ 막걸리하고 빈대떡 팔던 집/ 마산집에 가면/ 찌그러진 노란 주전자와/ 돼지기름 타는 느끼한 연기가/ 우리들의 발칙한 젊음을 불러 세웠고……."

나도 대학생 때 마산집을 많이도 갔었다. 모임 등 무슨 특별한 일이 있어서 여럿이 가게 되면 젓가락 장단에 노래 가락이 웨웨 천장을 찔렀다. 그때 소위 유행가(뽕짝)를 처음 배웠다. 그래서 나는 지금도 유난히 막걸리를 즐기는 사람으로 주위에 알려져 있다. 차를 몰고 한 시간 반을 가서 막걸리를 받아와 나누어 먹은 일이 한두 번이 아니다.

그리고 나도 학생 시절에, 딱 대학교 다닐 때만 시를 열심히 썼다. 교육을 받은 바 없이 오로지 혼자의 생각을 시라고 하면서 썼다. 남에게 보여준 일도 없지만 노트에 써둔 몇 십 편을 아직도 가지고 있다. 누렇게 바랜 40년 넘은 공책에는 이렇게 적혀 있다.

〈눈(雪)〉 "구둘목 이불장/ 뒤집어쓰고/ 왠지 이 가슴/ 설레였더라./ 대문 두다릴/ 조바심치며/ 왠지 이 가슴 설레였더라./ 질화로 숯불/ 또 한 번 뒤집고/ 왠지 이 가슴 설레였더라."

〈세월은 그렇게 흐르더이다〉 "가무라히 잊은 듯/ 아쉰 사연을/ 하물하물 되새겨/ 아파했더니/ 세월은 그렇게 흐르더이다./ 높다라니 파랗게/ 자린 하늘도/ 다소고시 움츠린/ 낙엽 되어서/ 하느적 하느적 나르더이다./ 가을 달도 東山에/ 밝아오더니/ 어느 샌가 희꾸연 구름 피어서/ 살

포시 푸른 달 감추더이다./ 높은 하늘 숨은 달/ 잡을 길 없어/ 소슬바람 지날 때/ 눈물졌더니/ 세월은 그렇게 흐르더이다."

나의 음악 편력

나는 어릴 때 정통 악기 레슨을 받아본 적이 없다. 정통 악기라면 피아노나 바이올린 같은 클래식 음악 악기를 지칭한다. 그래서 노래 부르는 스스로의 능력과 음악 감상이 나의 음악 인생의 전부이다. 즉 아무것도 특별한 것은 없다. 그런데 내 기억의 모든 것과 실생활에서의 모습은 음악 속에서 살아왔고 살고 있다고 스스로 생각한다. 음악은 그래서 나에게는 그 모든 것이다.

음악을 그렇게 사랑하면서도 악기 하나 기초적인 정도라도 만질 줄 아는 것이 없는 것은 어릴 때 집이 넉넉지 못했을 뿐 아니라, 부모님이 일곱 남매를 키우면서 나를 특별히 어여쁘게 여겨 피아노나 바이올린 같은 것을 레슨으로 가르친다는 것은 언감생심이었기 때문이다. 나는 조금은 부모님에게 그 점에 대한 불만이 없지 않은데, 내 여동생은 발레 레슨을 몇 년 하였고 소위 작품 발표회에도 출연한 일이 있기 때문이다.

피아노라도 조금 칠 줄 알았으면 하는 마음은 예나 지금이나 음악을 가까이 하면서 항상 아쉬워하는 점이다. 친구가 피아노 건반을 짚을 때 이 나이까지도 부러운 마음을 어쩔 수 없다. 살아오는 과정에 합창이나 중창에 관계한 일이 많았고, 그러는 중 피아노에 대한 아쉬움을 많이 느껐기 때문이다.

또 한 가지는 성악이라도 전문인으로부터 지도 받은 적도 없다. 음악은 교회에서 이루어지기 때문에 성당 성가대는 한두 번 앉아 있어 보았지만, 왜 그런지 와 닿지 않아서 열심히 활동해본 적이 없다. 음악학교를 다니지 않는 한 성가대 활동을 열심히 하면 발성 훈련의 기회가 있게 되지만, 그런 기회를 이용하자는 생각은 해본 적이 없다.

서너 살 때의 일이니 실제 기억하는 것이 아닌, 누나들에게 들은 얘기다. 그 시절 집에 태엽 형 수동 레코드플레이어가 있었다. 보통 유성기라고 부르는데, 에디슨의 축음기가 발전한 것이다. 무슨 음악이었는지는 모르지만 가수가 부르는 노래가 아니었겠나 싶다. 이 음악을 들려주면 나는 말도 또렷이 못 하는 나이에 궁둥이를 들썩이며 박자를 맞추어 몸을 흔들어 귀여움을 독차지했다고 한다. 어릴 때부터 음악에 귀가 틔어 있었던 것 같다.

정식으로 기억하는 것으로는, 국민학교 3학년 때 담임선생님이 역시 유성기를 교실로 가져와 음악 감상을 시켜준 것이 처음으로 접한 클래식 음악이었다. 음악 감상은 눈을 감고 해야 한다고 하셔서 눈을 감고 집중해 들었다. 음악은 피아노곡인데 멜로디가 매우 단순하여 '도미솔, 도미솔, 도파라, 도파라……' 가 지속적으로 되풀이되는 것이어서, 그것 참 이상하다 하고 느꼈던 기억이 난다. 나중에 커서 그것이 베토벤 월광 소나타(Beethoven piano sonata No.14, "Moon light") 1악장이었다는 것을 알고는 내가 듣고 느꼈던 음악적 감각이 보통이 아니었다고 나 스스로도 놀랐다.

노래를 다른 사람 앞에서 처음으로 한 것은 5살 때의 일로서 전쟁 통에 고향인 울산 시골 집에 피난 가 있을 때였다. 내가 노래 잘한다고 알려져 여러 일가친척들이 저녁 식사 후 마당에 모여앉아 있을 때 지금 말하는 "육이오 노래"를 불렀던 기억이 난다. 그것도 정식으로 배운 것이 아니라 몇 마디만 부끄럼 속에 불렀던 것 같다.

정식으로 대중 앞에서 노래 부른 것은 위에서 말한 국민학교 때의 그 선생님이 조직한 합창단에서 노래할 때였다. 아마 4학년 때가 아닌가 싶다. 그것을 시작으로 중학교에 입학해서부터 고등학교, 대학교 6년 도합 16년을 학교 합창단 활동을 해왔다. 음악 선생님이 지도해 주시는 합창단이니 화음의 아름다움을 피부로 느끼게 되었고, 좋은 화음을 위해 내가 내어야 할 소리를 다듬는 법을 배웠다. 부산중학교, 부산고등학교 합창반은 부산 경남지구 학생 합창 경연대회에서 연속 우승을 하는 합창반이었다. 그 속에 내가 있었다는 것이 뿌듯하다.

그래도 역시 음악공부는 그 범위에 머물러 있을 수밖에 없었다. 악기나 성악을 특별히 따로 배울 기회는 주어지지 않았다. 음악 감상도 그 시절에는 소프트 소스가 별로 없었다. 그러므로 가장 큰 감상 기회는 학교에서 단체 관람으로 가는 음악회에서 생음악을 듣는 것이었는데, 그런 기회는 고등학교 졸업 때까지 다섯 번도 안 되었다. 유성기를 통한 감상도 레코드판이 SP(short play)라 한 면으로 3~4분만 녹음되니 가요나 가곡 한 곡 정도밖에 들을 수 없었다. 그 다음의 기회는 음악 영화이다. 음악 영화라는 장르가 그때는 많이 상영되었었다. 그것은 학교에서 거의 다 관람시켜 주었는데, 그때의 장면 장면들이 지금도 기억난다.

고등학교 때는 전축이 있는 친구가 있어서, 그 집에 가면 LP 레코드판으로(한 면으로 20 여 분 정도의 음악을 연속으로 들을 수 있게 되어) 교향곡을 감상할 수 있었다. 하지만 남의 집에 있으니 자주 기회를 갖지는 못했다. 대학교에 다니면서 포터블 전축이 사촌형님에게 있어 한 번에 몇 달씩 빌려다 놓고 고등학생 과외 아르바이트 해서 번 돈을 LP 레코드판 사는 데 다 썼다. 그때 산 베토벤 7번 교향곡은 너무나 좋아하는 곡이 되었다.

마침 대학교 교내 서클에 필하모닉 클럽이라는 모임이 있어서 가입했다. 그것은 선배들이 지도교수님의 개인 전축을 빌려 한 달에 한 번씩 클래식 음악을 공동 감상하는 모임이었다. 모임을 개최할 때는 회장이 타이프로 영어 인비테이션 카드를 색종이에 쳐서 봉투에 넣어 회원들에게 미리 전달하고, 감상을 시작할 때는 그 음악에 대한 해설을 한 후 듣는 매우 고상한 취미 클럽이었다. 이 모임에 빠져 3학년 때는 내가 회장이 되어 전축을 불하받고 회비를 모아 레코드판을 사고 졸업 때까지 열심히 이끌어 갔다. 또 해설을 해주느라 책을 뒤적거리며 그때 고전음악 공부를 제일 많이 했다. 그 후 지금까지 모은 음반은 내로라 할 만 한 것은 못 되지만 LP 700장, CD 500장 정도 된다.

한편으로는 가까운 친구들이 모여 통기타 중창단을 만들어 활동하였다. 클래스메이트 여러 명이 오디션은 아니지만 가입했다가 떨어져 나가고 하기를 여러 번 한 후, 최종 6명으로 압축함으로써 더블 트리오(double trio)로 활동했으며, 내가 '밀라스' 라고 이름을 지었다. 이 밀라스 중창단은 그 후 후배들이 명맥을 이어와서 지금까지 45년을 활동하고 있다. 그러니까 옛날 밀라스 연차 발표회 콘서트에 오빠부대로 관람하였던 처녀들이 결혼하여 얻은 아들이 다시 의대로 가서 밀라스 후배 멤버가 되는 일도 생긴 것이다.

밀라스 시절은 완전히 중창에 미쳐 있었다. 그때는 악보를 구하기 힘들어 부를 곡의 선정이 어려웠는데, 어렵사리 곡을 구하면 우리가 직접 3중 화음으로 편곡하여 불렀다. 심지어는 미군 방송 AFKN 라디오를 듣다가 몇 달이고 계속 들리는 음악이 있으면, 이것이 미국에서 유행하는 음악이구나 하고 짐작하여, 친구가 집에 있는 녹음기로 녹음해 두면, 둘이서 그것을 듣고 채보(음악을 들으면서 바로 악보를 그려 내는 것)한 후 화음을 넣어 편곡하여 불렀다. 그 중 유명한 것이 "Sloop John B Sails"
이다. 외국 곡의 가사 번안은 대부분 내 담당이었다. 단순히 작시(作詩)
만 하는 것이 아니라, 영어 가사에서 리듬을 타는 된소리, 부드러운 소리
등 자음 부분을 우리말의 된소리 부드러운 소리로 비슷하게 선택하여 만
드는 등 음악성을 살리려 애쓰면서 만들었다.

밀라스는 1960년 통기타 청바지 문화가 시작될 때 같이 부산에서 활
약한 유일한 대학생 중창단으로 대학생들의 여러 축제나 행사에 불려가
찬조출연도 많이 했다. 서울에서는 그 유명한 송창식, 윤형주가 막 트윈
폴리오를 시작하고 김세환, 이장희, 양희은 등 젊은 음악인들이 한국 대
중음악의 새 역사를 만들어 가던 때였다. 그러나 밀라스는 가요보다는
대학생답게 음악 수준을 올려 아카데믹하게 만들려는 시도를 많이 했
다. 그때 필요에 의해 기타를 배워 간단한 코드를 짚을 수 있었던 것이
난생 처음 배워본 악기이다.

세월이 흘러 장년이 되었다. 대학 졸업 후 서울에 홀로 떨어져 와 본업
에 충실하다 보니 개인적으로 음악생활을 할 일이 없었다. 그러나 성악
에 대한 관심과 끊임없는 고전음악 감상은 계속되었다. 결혼하고 신혼
여행지인 통영 관광호텔 바닷가 소나무 그늘에서 아내에게 〈물망초〉의
"Vergiss Mein Nicht"를 불러 주었던 것은 그 중 하나의 추억의 시작인
데, 이는 훗날 결혼 25주년 때 같은 곳을 찾아가 다시 그 노래를 불러줌
으로써 완성되었다. 원자력 병원에서 1980년도 중반에 병원 합창반이
만들어졌을 때 한 해 연말 연주회에서 합창과 솔로를 했던 것도 단편적
인 추억에 속한다.

또 우연한 기회에 클라리넷을 배우게 되어 하다 말다 했는데, 앞으로
이것만은 유일한 연주 가능한 악기로 만들어 볼까 한다. 요즘은 악보 만
드는 컴퓨터 프로그램이 있고, 만들어 넣은 악보로 편곡이 마음대로 되

어 컴퓨터가 연주와 반주를 해주며 아예 반주 음악을 판매하는 반주기 상품도 있으니, 혼자서 단일 악기만 가지고도 재미를 볼 수 있는 시대가 되었다. 최근 색소폰 불기가 노인들에게서 대유행을 하고 있지 않은가.

그리고 환갑을 몇 년 앞둔 2001년 겨울, 우연한 기회에 고등학교 졸업 40년이 다되어 가는 시점에 동창생들을 만나 회포를 푸는 자리가 있었다. 거기서 (그 중에는 정말 38년 만에 만난 사이도 있었다) "우리 4중창 해볼까?"라고 했던 것이 실버보이스(Silver Voice/Silver Boys) 탄생의 계기가 되었다. 그 유명했던 부산 중, 고등학교 합창반에서 6년간 같이 활동한 네 사람이 다시 모이다니! 이런 운명은 정말 흔하지 않은 것이다.

대학 시절 밀라스 활동을 할 때 전 세계적으로 이름을 날린 'Trio Los Panchos'라는 멕시코 삼중창 팝가수가 있었다. 그들도 의사가 멤버로 있었는데, 그때 의대생인 나는 "나도 중년나이에 가서 의사생활 하면서도 저렇게 아름다운 목소리로 노래할 수 있으면 얼마나 좋겠나" 하고 꿈을 꾸었는데, 그때의 나의 기대치 나이는 40대였다! 그런데 지금 60이 넘어서도 중창을 하고 있으니 어릴 때의 꿈이 이루어진 진기한 기록이다. 아무나에게 있기 쉽지 않은 일 아닌가?

두 번째의 실버보이스 콘서트를 2006년에 하고 지금은 조금 소강상태에 있지만, 우리는 늙어서 힘이 없어 못 할 때까지 노래하기로 맹세했다. 작년에 개봉한 〈로큰롤 인생〉이라는 미국 영화가 있다. 멤버가 일부 노환으로 사망해 가면서 60, 70, 80대 노인들이 노래와 연주 활동을 하는 감동적인 세미다큐멘터리 영화이다. 우리도 그럴 수 있기를 기대한다. 그 속에 내가 존재한다.

나는 그래서 내 인생이 행복했다고 생각한다.

나의 영화 편력

나는 TV를 잘 안 본다. 그러나 영화는 매우 좋아한다. 영화보기를 좋아하지 않는 사람이 있을까만, 나의 영화에 대한 관념은 각별하다.

우선 영화 수집이다. 옛날 비디오가 처음 나왔을 때부터 영화를 모으기 시작했다. 1980년쯤이었을 것이다. 그 전까지는 TV나 영화관에서 영화를 볼 수밖에 없었는데, 비디오(VHS)가 나와 녹화할 수 있게 되었으니 방송에서 보여주는 영화를 녹화하면 시차를 두고 감상할 수 있고 그대로 두면 소장품이 된다. 이렇게 모아둔 것이 400여 편이 된다.

상품으로 살 수 있는 비디오테이프도 사서 모았다. 새것보다는 중고 도매상으로부터 골라서 한 장에 몇 천 원으로 산다. 그러나 때로는 구하기 힘든 유명한 영화의 경우 몇 만 원 하기도 한다. 예를 들어 〈마음의 행로〉 같은 영화가 그렇다. 그 후 DVD가 나온 다음부터는 DVD 영화를 모으고 있다. 이렇게 모은 영화는 모두 1,000편은 넘는다. 그런데 『죽기 전에 꼭 보아야 할 영화 1001편』이라는 책을 샀더니 1,000편 중에 내가 본 영화는 20%가 안 되었다!

비교적 내가 좋아하는 영화는 전쟁영화와 서부극이지만 가지고 있는 영화는 갖가지이다. 특히 시리즈 묶음들이 눈에 띄는데, 알프레드 히치코크 영화는 70% 가지고 있다. 007 시리즈는 21편 다 있다. 요즘은 DVD 영화들이 쏟아져 나와 영화 수집이 아주 쉬워졌다. 〈스타워즈〉나 〈해리포터〉 같은 것은 누구나 가지고 있을 것이다. 옛날 영화 클린트 이스트우드의 〈황야의 무법자〉 시리즈 3편, 〈더티 하리 시리즈〉 5편(이 중에는 국내 상영이 안 된 것도 있다), 〈람보 3〉, 〈인디아나 존스 4〉, 〈몬도

가네 3〉, 〈대부 4〉, 〈무간도 3〉, 그리고 구로자와 아키라 감독 전집, 잉그마르 베르히만 감독 컬렉션도 있다.

그 다음은 촬영이다. 어릴 때부터 사진기에 관심이 많았지만 내 카메라를 처음 장만한 것은 결혼하고 몇 년 뒤이다. 소위 니콘 F2. 그 시절 대단한 명품 카메라였다. 내 직업이 인체 사진사였으니 사진 촬영에 유별한 관심을 가지는 건 당연하다. 작품이야 어떠했건 1980년대 초반 서울대 병원 구 시계탑을 찍어 한 장에 만원씩 받고 열 장 가까이 팔았으니 할 만큼은 했다.

비디오카메라가 나왔을 때는 비교적 빨리 샀다. 그때는 VHS 테이프를 직접 장착하고 어깨에 올려놓고 촬영하는 거대한 아날로그 카메라였다. 그 카메라를 뉴욕까지 가지고 가서 지하철을 서성대니 경찰이 와서 "너 조심해……" 하는 바람에 오금이 저렸던 기억이 난다. 이 비디오카메라로 가족들의 1980년도 초반의 동영상들을 고스란히 저장해 놓았다.

영화를 만들어 보고 싶었지만 정말로 그것은 어려웠다. 그러다가 몇 년 전에 DVD로 영화를 만드는 간단한 전환 어댑터와 프로그램 소프트웨어로 된 편집기가 있음을 알고 몇 번의 시행착오와 업그레이드를 거친 후 완전히 기술 습득을 했다. 맨 처음 습작은 실버보이스 제 1회 연주회 기록 20분짜리이다. 공연 실황을 비디오카메라로 촬영한 것을 받아다가 편집한 것이다.

계획적으로 촬영에서부터 제대로 만들어 본 것 중 처음은 사이버나이프 방사선 수술 기술 교육 영화이다. 플롯과 시나리오, 콘티, 촬영 계획표를 만들고 한 컷 한 컷, 한 씬 한 씬 촬영한 후 편집기로 20분짜리 영화를 만들고 영어 내레이션과 배경음악을 깔아 완성했다. 애니메이션도 들어 있다. 이것은 지금껏 국내외로 30부 이상 나갔다. 두 번째와 세 번째는 친구들과 함께 간 실크로드(2007)와 구채구(2009) 여행 기록영화이다. 그런데 영화 만들기에서 가장 포인트를 준 부분은 화상구도도 내레이션도 아닌 배경음악이다. 배경음악이 영화의 분위기와 품격을 좌우한다.

어릴 때의 기억으로 남아 있는 영화 중 가장 오래된 것은 〈스타탄생〉이다. 〈스타탄생〉이라는 제목의 영화는 전부 4편인데, 1937년도 것은 흑백으로서 지금 소장하고 있다. 그런데 내가 어릴 때 보고 기억하고 있는 것은 칼라(그때는 '총천연색'이라고 했다) 판으로 음악과 춤이 화려하게 나오는 음악 영화였다. 찾아보니 1957년도 조지 큐커 감독, 쥬디 갈란드와 제임스 메이슨이 나와 아카데미 후보에 오른 작품이었다. 극 중의 한 장면으로 풀장에서 남녀가 물에 얼굴을 담그고 장난치는 모습이 아직도 기억에 남아 있다.

국민학교 시절에는 주로 서부극을 보았는데 나만한 아이가 주연으로 나와 심금을 울렸던 〈셰인〉은 그 후로 열 번은 더 보았다. 로버트 미첨이 이마에 깊은 주름을 지으며 구축함 함장으로 나와 전쟁의 각박함보다 요즘 같으면 워 게임을 하고 있는 듯한 여유로움으로 독일 잠수함 선장 쿠르트 위르겐스(굴트 율겐스가 아니다)의 엄숙함과 극명한 대조를 보여준 〈상과 하〉. 주인공 와어트 어프보다는 기침 콜록콜록하는 치과의사 총잡이 닥 할리데이 역의 커크 더글러스의 연기가 더 돋보였던 〈OK 목장의 결투〉, 남북전쟁을 전쟁이 아닌 남성들의 낭만적 통쾌함으로 그려낸 〈기병대〉, 너무 꽃미남이어서 전투 씬에 어울릴 것 같지 않은 작은 체구의 오디 머피의 전쟁영화. 이런 영화들이 기억에 남는다.

서부극은 역시 존 포드 감독에 존 웨인이다. 정말로 그런 일이 있었을 것같이 만들었지만, 돌이켜 생각해 보면 완전 허구이다. 그렇게 서부극(western)이라는 영화의 한 장르를 완성하였다. 권선징악의 스토리는 교훈적이고, 배경음악과 주제곡은 항상 인기 팝송이 된다. 권총을 얼마나 빨리 뽑는가는 어린 나이에 최대의 화젯거리였다. 버트 랭커스터가 역시 게리 쿠퍼와의 대결에서는 예상대로 진다. 그러나 죽은 그의 손에는 총알이 장전된 적이 없는 권총이 쥐어져 있다는 식이다.

영화를 극장에서 보는 것은 당연한 일이나, 비디오와 DVD로 가정에서 감상하기가 쉬운 시절로 넘어오면서 극장가는 일이 많이 줄게 되었다. 1980년대 후반부터는 거의 영화관에 가지 않았다. 일 년에 한 번도 잘 안 간다. 그래도 스필버그의 〈죠스〉나 〈인디아나 존스〉, 〈잃어버린 성궤〉, 조지 루카스의 〈스타워즈〉 초판들이 나왔을 때는 영화의 가능성의 새로운 형태에 깜짝 놀랐다.

요즈음 무궁무진한 기술력의 영화들, 소위 판타지니 컴퓨터 그래픽이니 쏟아져 나오는 영화들은 상대적으로 별로 좋아하지 않는다. 그래서 영화관을 더 가지 않는 것 같다. 그런데 〈아바타〉는 3D로 봐야 하므로 할 수 없이 영화관을 갔다. 그런데 일본 만화영화 〈바람계곡의 나우시카〉의 아이디어를 그대로 본딴 것을 보고 좀 놀랐다. 따져 보니 마지막으로 영화관을 간 것이 10년쯤 된 것 같았다. 역시 그래도 나에게 최고의 영화는 아날로그 블록버스트 최고봉인 〈벤허〉이다. 아마 수십 번은 본 것 같다.

영화를 좋아하니 연예에도 관심이 많다. 일간스포츠 신문을 초간한 1973년경부터 지금까지 구독하고 있다. 그 속의 연예기사들이 나의 연예 실력을 뒷받침해 준다. 나는 TV를 잘 안보는데, 그것은 드라마를 안 보기 때문이다. 축구나 야구 빅 매치 정도만 계획적으로 본다(롯데 야구는 가능한 한 본다). 뉴스도 인터넷을 이용하면 되니 아쉽지 않다.

그러나 나는 요즘 아이돌 가수들이 온몸을 흔들며 노래하는 모습은 매우 좋아한다. 음악의 이해도가 빠르기 때문에 내 눈에는 잘 들어온다. 요즘의 '후크 송'(hook song; 노래 속에서 단순한 음이 계속 반복되는 것)

은 노래라고 할 수 없지만 보는 즐거움으로 성공하고 있다. TV용 음악
이다. '카라'가 엉덩이춤을 출 때 4분 음표로 좌우로 여섯 번 흔드는 것
으로만 알고 있는데, 그 중간에 8분 쉼표로 한 번 톡 튀겨 주는 부분이
있는 것을 아는 사람은 많지 않다. 65세의 나이에는 하나도 없다.

영화를 보는 것도 그런 기분으로 본다.